"六一健康快车"项目专家委员会
北京胡亚美儿童医学研究院　组　编

儿童心理障碍防治丛书
总主编　郑　毅

儿童智力障碍

看看专家怎么说

主　编◎古桂雄　王书荃

中国健康传媒集团
中国医药科技出版社

内 容 提 要

　　本书作为儿童心理障碍防治丛书之一，全方位地介绍儿童智力障碍的发病原因、临床表现、诊断、治疗和家庭康复与养育。本书具有可读性、实用性和可操作性等特点。可作为有关家庭育儿等相关人员的重要参考书，也可为社区卫生组织、康复中心和早期教育机构等有关儿童工作者提供参考。

图书在版编目（CIP）数据

　　儿童智力障碍　看看专家怎么说 / 古桂雄，王书荃主编 . —北京：中国医药科技出版社，2019.6

　　（儿童心理障碍防治丛书）

　　ISBN 978-7-5214-1117-1

　　Ⅰ . ①儿… 　Ⅱ . ①古… ②王… 　Ⅲ . ①小儿疾病—智力迟钝—防治　Ⅳ . ① R748

中国版本图书馆 CIP 数据核字（2019）第 073001 号

美术编辑　陈君杞

版式设计　南博文化

出版　**中国健康传媒集团** | 中国医药科技出版社

地址　北京市海淀区文慧园北路甲 22 号

邮编　100082

电话　发行：010-62227427　邮购：010-62236938

网址　www.cmstp.com

规格　710×1000mm $^1/_{16}$

印张　9 $^1/_4$

字数　110 千字

版次　2019 年 6 月第 1 版

印次　2019 年 7 月第 2 次印刷

印刷　三河市万龙印装有限公司

经销　全国各地新华书店

书号　ISBN 978-7-5214-1117-1

定价　**45.00 元**

获取新书信息、投稿、为图书纠错，请扫码联系我们。

版权所有　盗版必究

举报电话：010-62228771

本社图书如存在印装质量问题请与本社联系调换

关注儿童心理健康
促进儿童全面发展

顾秀莲 二〇一九年三月二十日

第十届全国人大常委会副委员长、中国关心下一代
工作委员会主任顾秀莲题词

丛书编委会

总 主 编　郑　毅（北京安定医院）

执行总主编　王廷礼（北京胡亚美儿童医学研究院）

编　　委　（以姓氏笔画为序）

　　　　　王书荃（中国教育科学研究院）

　　　　　古桂雄（苏州大学附属儿童医院）

　　　　　刘　靖（北京大学第六医院）

　　　　　刘振寰（广州中医药大学附属南海妇产儿童医院）

　　　　　杜亚松（上海交通大学医学院附属精神卫生中心）

　　　　　陈飞龙（上海六一儿童医院）

　　　　　罗学荣（中南大学湘雅二医院）

　　　　　柯晓燕（南京医科大学附属脑科医院）

　　　　　高文斌（中国科学院心理研究所）

　　　　　崔永华（北京儿童医院）

　　　　　韩新民（江苏省中医院）

学 术 秘 书　周玉明（北京安定医院）

策　　划　郎亚龙（中国关心下一代工作委员会事业发展中心）

　　　　　梅　建（中国心理学会心理学标准与服务研究委员会）

统　　筹　李雷刚（中国关工委事业发展中心"六一健康快车"项目办公室）

　　　　　陈飞扬（中国关工委事业发展中心"六一健康快车"项目办公室）

工 作 人 员　张　晨　侯晓菊　韩秀兰

本书编委会

主　编　古桂雄　王书荃

副主编　李继君

编　委（以姓氏笔画为序）

王　磊　牛　笛　尹文静　尹学兵

肖　蕾　张　涛　陈少卿　陈柏君

郭　飞　温树勤

序

儿童是家庭的希望、祖国的未来。国家发展，人民幸福，端赖亿万百姓身心健康，尤其是儿童的身心健康。儿童健康，特别是儿童心理健康事关实现中华强国之梦。

党中央、国务院高度重视儿童的心理健康问题，特别是党的十八大以来，把儿童心理健康作为一项国家战略，做出了全面和系统部署。习近平总书记2016年3月在中央全面深化改革领导小组第二十二次会议上，讨论《关于加强儿童医疗卫生服务改革与发展的意见》时强调"儿童健康事关家庭幸福与民族未来"。在党的十九大报告中，习总书记语重心长地讲到"加强社会心理服务体系建设，培育自尊自信、理性平和、积极向上的社会心态。"

为全面落实党和国家关于儿童心理健康战略，在中国关心下一代工作委员会事业发展中心"六一健康快车"项目专家委员会的组织下，由北京安定医院郑毅教授力邀全国从事儿童心理障碍咨询、评估、诊疗、康复一线的100多位专家，编撰了《儿童心理障碍防治丛书》。这套丛书是在各位专家多年临床经验的基础上，将儿童心理发展规律、家庭对儿童心理发展的影响、儿童心理障碍的表现、诊断与治疗等等一一道来。该书言简意赅，内容通俗易懂，融知识性与科学性为一体，既适用于基层医务人员，又适用于患儿家长，是普及儿童心理健康知识的一套难得的优秀科普类读物。

原国家卫生计生委副主任
中国医药卫生文化协会会长 陈啸宏

2019年5月于北京

前　言

　　心理健康是衡量儿童健康的重要指标，是世界卫生组织提倡的"全面健康理念"的核心。特别是儿童心理健康，是"实施健康中国战略"的基础，是全生命周期健康管理的根基。

　　据2015年《中国儿童青少年心理健康问题的现状》中强调："在刚刚迈进新世纪之时，回顾上一世纪医学的发展，我们欣喜地看到医学在战胜躯体疾病方面所取得的成就，但我们也痛心地看到精神/心理障碍给人们带来的痛苦、给社会发展和进步造成的阻碍并未得到有效地拦制，精神障碍和自杀已占到中国疾病总体负担的第一位。心理健康受人们重视的程度是与社会的发达程度相关联的。一般来说，社会的发展程度越高，人们所承受的压力越大，心理健康问题越突出。经过二十余年的改革开放，中国在经济建设方面取得了令世人瞩目的成就，人民生活水平已有很大改观。但相应地，人们所承受的心理压力愈来愈大，心理问题越来越多。"

　　"中国大陆18岁以下未成年人约有3.67亿人，据保守估计，患有各类学习、情绪、行为障碍者约有3000万人。其中，中、小学生心理障碍患病率为21.6%~32.0%，突出表现为人际关系、情绪稳定性和学习适应方面的问题。仅常见的儿童注意缺陷多动障碍的患病率即为5.07%±1.70%，其中北京为5.7%、湖南为6.0%，据估计有30%会发展为成人注意缺陷多动障碍；阅读障碍的患病率在北京为2.9%、湖南为3.3%。大学生中，16.0%~25.4%有心理障碍，以焦虑不安、恐怖、神经衰弱、强迫症状和抑郁情绪为主。根据北京大学精神卫生研究所对北京16所大学学生10年中辍学原因的分析，1982年以前主要为传染性疾病，而1982年以后则以精神障碍为主。并且，心理问题有上升的趋势。如北京大学精神卫生研究所的研究表明：1984年北京地区儿童行为问题患病率为8.3%，1993年为10.9%，1998年全国十二城市的儿童行为问题患病率为13.4%，2002年北京中关村地区部分重点小学儿童行为问题患病率为18.2%，并且主要以焦虑、抑郁等神经症行为的增多为主。"

党中央、国务院十分重视儿童心理健康。2012年，党的十八大提出"健康是促进人的全面发展的必然要求"。

习近平总书记在2016年全国卫生与健康大会上指出："没有全民健康，就没有全面小康。要把人民健康放在优先发展的战略地位……要重视少年儿童健康，全面加强幼儿园、中小学的卫生与健康工作，加强健康知识宣传力度，提高学生主动防病意识……要加大心理健康问题基础性研究，做好心理健康知识和心理疾病科普工作，规范发展心理治疗、心理咨询等心理健康服务。"党的十九大报告中指出："100%精神专科医院设立心理门诊，40%二级以上综合医院开设心理门诊。培育发展一批社会心理服务专业机构，为大众提供专业化、规范化的心理健康服务。"

2016年8月，中共中央、国务院在印发的《"健康中国2030"规划纲要》中指出："加强心理健康服务体系建设和规范化管理。加大全民心理健康科普宣传力度，提升心理健康素养。加强对抑郁症、焦虑症等常见精神障碍和心理行为问题的干预，加大对重点人群心理问题早期发现和及时干预力度。加强严重精神障碍患者报告登记和救治救助管理。全面推进精神障碍社区康复服务。提高突发事件心理危机的干预能力和水平。到2030年，常见精神障碍防治和心理行为问题识别干预水平显著提高。"

2016年12月，国家卫生计生委、中宣部等22个部门联合发布了《关于加强心理健康服务的指导意见》，强调："全面加强儿童青少年心理健康教育。学前教育机构应当关注和满足儿童心理发展需要，保持儿童积极的情绪状态，让儿童感受到尊重和接纳。特殊教育机构要针对学生身心特点开展心理健康教育，注重培养学生自尊、自信、自强、自立的心理品质。中小学校要重视学生的心理健康教育，培养积极乐观、健康向上的心理品质，促进学生身心可持续发展。高等院校要积极开设心理健康教育课程，开展心理健康教育活动；重视提升大学生的心理调适能力，保持良好的适应能力，重视自杀预防，开展心理危机干预。共青团等组织要与学校、家庭、社会携手，开展'培育积极的心理品质，培养良好的行为习惯'的心理健康促进活动，提高学生自我情绪调适能力，尤其要关心留守儿童、流动儿童心理健康，为遭受学生欺凌和校园暴力、家庭暴力、性侵犯等儿童青少年提供及时的心理创伤干预。"

2018年12月，为贯彻落实党的十九大精神，国家卫生健康委员会等10部委，联合发布了《关于印发全国社会心理服务体系建设试点工作方案的通知》，提出了"为大众提供专业化、规范化的心理健康服务"的要求。

党中央、国务院从健康中国建设大局着眼，将儿童心理健康作为一项国家战略，做出了全面谋划与系统部署。我们从事儿童心理障碍防治的工作人员，为了响应党与政府的号召，践行儿童心理健康战略，提高基层医疗保健机构儿科、儿童保健科、心理咨询专业人员对儿童心理障碍的早发现、早诊疗、早干预水平；让患儿家长对儿童心理障碍有一个正确认识，配合专业机构做好规范化治疗、干预及家庭康复。在中国关心下一代工作委员会事业中心"六一健康快车"项目专家委员会的统一组织下，由北京安定医院郑毅教授担任总主编，从2016年4月开始谋划《儿童心理障碍防治丛书》的编写工作，撰写编写大纲，确定编撰内容，商榷分册主编，力邀全国100多位从事儿童心理障碍防治专家（包括西医精神科、发育行为科、儿童保健科、中医儿科、儿童特殊教授等），于同年6月中旬在成都召开了第一次编写会，并提出了如下编写要求。

观点鲜明，通俗易懂，深入浅出，图文并茂；融科学性、知识性与趣味性于一体；既有指导性，又有服务性。

一是科学性

科学性是这套科普丛书创作的生命。即内容正确，数据、引文、用词准确；所论述的科普知识、技术和方法准确无误；要让读者了解准确的、可信的、有价值的儿童心理障碍疾病早期表现，并能得到及时、有效、规范的诊疗信息以及多学科（医疗、心理、教育、社会、康复、家庭）综合防治方法。

二是可读性

可读性是这套丛书创作与出版的价值。首先要有一个吸引读者眼球的书名与目录，才会引导读者去阅读全书的内容。其次雅俗共赏，通俗是科普写作最基本、也是最重要的要求，内容通俗易懂，贴近基层医生与家长；写作方法深入浅出；少用专业术语；化抽象为具体；雅致是要给读者一个轻松的阅读环境，即有雅兴的"轻阅读"。再就是在写作形式上要尽量新颖，增加人文关怀内容，典型的案例或故事最容易抓住读者的眼球，激发读者的阅读兴趣。

三是实用性

实用性是这套丛书创作的先决条件。鉴于这套丛书的读者为基层医生与患儿家长，其实用性就更为重要。

1. 要看得懂。少讲大道理，多讲行之有效的实用方法；少用医学术语，尽量用较通俗的语言进行创作。

2. 要用得上。力求每一本书的基本内容用得上，思维方法用得上，操作技术用得上。

3. 突出多学科综合干预。作者要结合自己所从事的专业工作，将中西医诊疗方法（西医的诊断、评估、药物治疗；中医的辨证论治、推拿、外治、药膳食疗）、心理咨询、康复训练、家庭康复指导等经验展示给读者。

第一次编写会后，8个分册的编者，历经3年的辛苦耕耘，全部完成了《儿童心理障碍防治丛书》的编撰任务。具体分册为：

《儿童心理障碍　看看专家怎么说》，为全书的主干内容，本书详细介绍了不同年龄阶段的儿童心理发展规律和特点，儿童心理健康的影响因素，如何为孩子心理健康发展提供良好的环境。结合实际案例介绍了儿童青少年心理问题及障碍的早期表现，当孩子出现心理问题时家长和老师等该如何正确处理。

《儿童多动症　看看专家怎么说》，本书共分认识儿童多动症、预防儿童多动症、治疗儿童多动症、照料儿童多动症四部分，介绍了儿童多动症的基本知识、防治方法和干预措施，并从中医药学和西医学的不同侧面详细描述了儿童多动症的研究进展、症状表现、诊断、治疗及辨证施治的特色和优势。

《儿童抽动症　看看专家怎么说》，本书从中西医结合的角度，介绍了抽动症这一常见慢性神经精神障碍的病因、病理生理机制、临床表现到治疗、康复和预后等每个环节的最新进展，同时重点介绍了家长护理的技巧和方法。

《孤独症和阿斯伯格综合征　看看专家怎么说》，本书介绍了儿童孤独症和阿斯伯格综合征的表现、发病原因以及治疗干预方法，并着重讲解了专业康复与家庭康复的方法、技能与注意事项。

《儿童情绪障碍　看看专家怎么说》，本书分为焦虑障碍与抑郁障碍两篇，重点介绍了每种疾病的概念、流行病学、临床常见的表现（西医常见的症状和中医的证候辨识）、导致该疾病发生的因素、对患儿影响、疾病的识别和诊断、中西治疗方法和家庭康复治疗等内容，而且每一类疾病均附有案例。

《儿童进食与排泄障碍　看看专家怎么说》，"进食障碍"讲了神经性厌食症、贪食症、异食症、儿童肥胖症；"排泄障碍"讲了遗尿症和遗粪症。书中重点从中西医两个方面来阐述这6种疾病的概念、临床表现、疾病形成的影响因素、对患儿的不良影响、如何进行辨识与诊断，以及常用的中西医治疗方法和疾病预防方法。

《儿童智力障碍　看看专家怎么说》，本书全方位地介绍儿童智力障碍的发病原因、临床表现、诊断与鉴别、中西医治疗方法，强调了家庭康复的重要性，并介绍了家庭康复方法。

《儿童上网　看看专家怎么说》，本书以儿童接触网络的5个阶段为主线，介绍了网络游戏的特点以及网络成瘾的原理，同时结合儿童期各个阶段的心理发展规律，分阶段有重点地给出了介入和指导儿童上网的建议，旨在助力儿童养成良好的网络行为。

在这套丛书的编写过程中，得到了世界医疗网、上海六一儿童医院的大力支持，在此表示衷心感谢！

　　各分册主编及绝大多数编者都工作在繁忙的临床、科研、教学一线，为了儿童的心理健康，挤出有限的休息时间来承担编写任务，难能可贵，在此一并表示由衷的感谢！

　　由于编写时间紧迫，加之多动症、抽动症、孤独症等病因尚不十分明确，以及医学知识不断更新，书中可能存在不尽人意之处，真诚地请各位专家、读者朋友多提宝贵意见。

总主编　郑　毅

执行总主编　王廷礼

2019年5月

编写说明

儿童是祖国的未来，保护儿童就是托起明天的太阳。智力障碍给患儿及其家庭带来极大痛苦，给社会造成沉重负担，因此，积极采取干预措施，防患于未然，是每一位儿童工作者的神圣职责。同时，要唤起社会各方各界人士，理解智力障碍的儿童，给予良好的关怀和支持，给予健康人和社会援助，才能减少患儿的痛苦，延长其生命，并和亲人快乐地生活，看到蓝天白云，阳光和花朵。

本书内容言简意赅，其风格不同于标准教科书。本书坚持"以人为本"的整体观念，从儿童生长发育的体格、精神、心理等方面，到家庭、社区和托幼机构、学校的各个层面，较全面地阐述儿童期智力障碍的理论和实践。本书着眼于指导儿童智力障碍相关性疾病的原因和防治对策，主要内容包括儿童智力障碍的认识、发病原因、表现、常见类型、诊断与辨别、治疗以及智力障碍儿童的家庭康复与养护。重点内容均以"特别提示"的形式予以强调，相关内容又以"延伸阅读"的形式予以扩展。

本书始终把握科学性与科普性的统一；可读性与趣味性的统一；实用性与可操作性的统一，同时，竭力融合中医的理论与实践。不仅是广大家庭育儿等相关人员的重要参考书，而且适于广大儿童工作者，尤其是儿童保健医师、规范性培训医师和儿科工作者的阅读。对于指导和规范地防治儿童的智力障碍具有重要意义，提高下一代健康水平，大有裨益。

本书在编写过程中得到相关专家、医护人员的大力支持，在此一并表示感谢！另外，对于书中的疏漏和不足之处，敬请读者指正。

编　者

2019年5月

目录
Contents

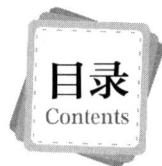

第一章 认识儿童智力障碍

【案例】

女孩婧婧，现7岁6个月。母亲34岁时生育，系第2胎，足月，顺产，出生体重2.5千克。在婴儿期易哭闹，睡眠少，10个月坐，2岁爬，3岁行走。在幼儿园时注意力不集中，无言语功能，流涎，咀嚼差，构音障碍，记忆力差，逻辑思维能力差。否认癫痫，青霉素过敏等。

观察认知能力：能认识照顾者及亲属，自我认知较好，不认识常见物品及其功用，分类配对，因果关系和时间，空间，数字概念都不知道。

感知觉：注意力差，注视稍好，追视能力差，手眼协调能力较差。操作时不会注视手。

运动能力：步态平衡稍差，不会跨越障碍。手部精细动作较差，手眼协调能力较差。

言语：口腔构造无异常，胸式呼吸。呼吸支持弱，无发音能力，下颌运动较差，口部开合度小，流涎、咀嚼能力较差，口面部肌力较低，主动运动较少。舌运动功能差，伸缩左右摆动均不会。存在部分非语言表达，能听懂几个简单指令，如走、停下、坐下、站起来。

日常生活自理能力：大部分依赖。大小便无表达，进食穿衣完全依赖，能认识家庭环境。对陌生环境适应良好，与他人互动尚可。

一、什么是智力

智力（intelligence）是指生物一般性的精神能力。指人们认识、理解客观事物并运用知识、经验等解决问题的能力，包括记忆、观察、想象、思考、判断等。这个能力包括以下几点：理解、判断、解决问题、抽象思维、表达意念以及语言和学习的能力。当考虑到动物智力时，"智力"的定义也可以概括为：通过改变自身、改变环境或找到一个新的环境去有效地适应环境的能力。智力也叫智能，是人们认识客观事物并运用知识解决实际问题的能力。智力包括多个方面，如观察力、记忆力、想象力、分析判断能力、思维能力、应变能力等。智力的高低通常用智力商数（intelligence quotient，IQ）来表示，是用以标示智力发展水平。特别需要指出的是智力不指代智慧，两者意义有一定的差别。

二、什么是智力障碍

儿童智力障碍，又称儿童智力低下，是指个体在发育期（一般指18岁以下）内，出现神经精神发育速度迟缓，孩子的智力功能明显低于同龄水平，同时伴有适应性行为缺陷的一组疾病。其主要表现如下。

（1）IQ低于人群均值2.0标准差（人群的IQ均值定为100，一个标准差的IQ值为15），一般IQ在70（或75）以下即为智力明显低于平均水平。

（2）适应性行为包括个人生活能力和履行社会职责两方面。只有智商低，而适应能力不低者，不应诊断为智力障碍。

（3）发育时期出现智力不足和适应性行为缺陷。智力障碍有各种名称：精神病学称为精神发育迟缓、精神发育不全、精神缺陷、精神低能、精神幼稚症；教育、心理学称为智力落后、智力缺陷；儿科学称为智力低下、智能迟缓、智力发育障碍、大脑发育不全；特殊教育学称为弱智、智力残疾等。

特 别 提 示

智力的构成因素

观察力 指大脑对事物的观察能力，如通过观察发现新奇的事物等，在观察过程对声音、气味、温度等有一个新的认识，并通过对现象的观察，提高对事物本质认识的能力。我们可以在学习训练中增加一些训练内容如观察和想象项目，通过训练来提高学员的观察力和想象力。

注意力 指人的心理活动指向和集中于某种事物的能力。如我们好的学员能全神贯注地长时间地看书和研究课题等，而对其他无关游戏、活动等的兴趣大大降低，这就是注意力强的体现。

记忆力 指识记、保持、再认识和重现客观事物所反映的内容和经验的能力。例如我们到老时也还记得父亲母亲年轻时的形象，少年时家庭的环境等一些场景，那就是人的记忆在起作用。

思维力 指人脑对客观事物间接的、概括的反映能力。当人们在学会观察事物之后，他逐渐会把各种不同的物品、事件、经验分类归纳，不同的类型他都能通过思维进行概括。思维力是智力的核心。

想象力 指人在已有形象的基础上，在头脑中创造出新形象的能力。比如当你说起汽车，我马上就想象出各种各样的汽车形象来就是这个道理。因此，想象一般是在掌握一定的知识面的基础上完成的。

三、智力发育水平

1.智力发育水平的特征

一个人智力发育的水平一般由智力品质和智力活动技能来确定。智力品质是指智力活动，特别是在思维活动中智力特征在个体身上的表现，具有以下特征。

（1）敏捷性

指智力活动的速度，即在相同条件下，能够在最快的时间内运用所学知识和技能来解决问题。敏捷性愈好，其掌握的知识水平和解决问题的思维方法则愈好。

（2）灵活性

指智力活动的灵活程度，与人的思维转换水平明显相关。如灵活运用所学过的各种知识和技能，举一反三，另辟蹊径解决问题等。

（3）深刻性

指智力活动的广度和深度。对所解决的问题理解，是否深刻则是非常重要。因此，不仅要教会孩子解决问题，还应该教他们如何向更深、更广的方向理解和解决问题。

（4）独创性

指智力活动的创造精神，主要表现为创造性地解决问题，是智力品质的集中体现。教会孩子掌握一定的知识和技能是重要的，但传授孩子创造性地解决问题更重要。可给孩子提供一些场所，让他们在不同情境中，自由地思索或创造。有的孩子在创造过程中，可突破教师和父母所教的知识，表现出独特的思维，即使不尽合理，但这种精神十分可佳。

2. 智力发育的敏感期

（1）语言敏感期（0～6岁）

婴儿2～4个月开始注视大人说话的嘴形，并发出"呀呀"学语声。语言能力影响孩子的表达能力，因此，经常和孩子说话、讲故事，或多用"询问"的方式，可加强孩子的表达能力，为日后的人际关系奠定良好基础。

（2）秩序敏感期（2～4岁）

孩子需要一个有秩序的环境来帮助他认识事物、熟悉环境。幼儿的秩序敏感力常表现在对顺序性、生活习惯、所有物的要求上。当孩子从环境里逐步建立起内在秩序时，智能也因此逐步构筑。一旦他所熟悉的环境消失，就会无所适从。

（3）感官敏感期（0~6岁）

孩子从出生起，就会借着视觉、听觉、触觉、味觉等感官来认识环境、了解事物。3岁前，孩子透过潜意识吸收周围事物即"吸收性心智"；3~6岁则能透过具体感官分析，判断情境里的事物。父母可在生活中随机引导孩子运用五官，感受周围事物，尤其当孩子充满探索欲望时，只要是不具有危险性或不侵犯他人他物时，应尽可能满足孩子的需求。

（4）对细微事物感兴趣的敏感期（1.5~4岁）

1岁多的孩子已独立行走路，正是扩大认知范围，可将手的活动和整个身体的平衡联系起来。此时期，走到哪里，就探索到哪里。随着孩子手和脚的日益灵活，观察、抓、握、捏细小的物品成为孩子乐此不疲的事情。正是在对细微事物感兴趣的敏感力推动下，手眼协调、精细动作、认知等能力得到迅速的发展和提高。

（5）动作敏感期（0~6岁）

2岁的孩子能蹦、跑，是活泼好动的时期，应充分让孩子运动，使其肢体动作协调，并帮助左、右脑均衡开发。手眼协调的小肌肉、细微动作的训练，不仅能养成良好的生活习惯，也能促进智力的发展。

（6）社会规范敏感期（2.5~6岁）

两岁半的孩子逐渐脱离父母、家长，而对结交朋友、群体活动有兴趣。应与孩子建立明确的生活规范，让孩子学会日常礼仪，使其日后能遵守社会规范，拥有自律的生活。

（7）书写敏感期（3.5~4.5岁）和阅读敏感期（4.5~5.5岁）

如果在孩子语言、感官、肢体动作等敏感期内，得到了充分的学习，其书写、阅读能力则会自然产生。此时，可多选择读物，布置充满书香的阅读情境，使孩子养成爱读书的好习惯。

（8）文化敏感期（6~9岁）

幼儿对文化学习的兴趣起源于3岁，到6~9岁则出现探究事物奥秘的强烈需求。在此时可提供丰富的文化资讯，以本土文化、人文为基础，延展至关注世界的大胸怀。

第二章 儿童智力障碍的发病原因

一、遗传因素

遗传因素是导致重度智力障碍的主要原因之一。在发达国家，由遗传疾病所致的智力障碍占重度智力障碍总数的一半以上。此外，有一种无临床异常的智力障碍。这类智力障碍一般认为是由于多基因和非医学生物性环境因素相互作用之结果，故又称为"社会–文化型"或"社会–心理型"智力障碍。

男性的年龄在30～35岁时，所生育的后代是最优秀的，其精子质量在30岁时达高峰，能持续5年的高质量；而女性，在23～30岁之间是生育的最佳年龄段，此时期，女性全身发育完全成熟，卵子质量高。若怀胎生育，则胎儿生长发育好，有关早产、畸形儿和痴呆儿的发生率最低，分娩危险小。

由此不难看出，男、女生育的优化年龄组合，应是前者比后者大七岁左右为宜。父亲年龄大，智力相对成熟，遗传给下一代的"密码"更多些；母亲年龄小，生命力旺盛，会给胎儿创造一个更良好的孕育环境，有利于胎儿发育生长，所以，这种"优化组合"生育的后代则多为"优秀"。

二、感染和难产

1.出生前原因

孕妇妊娠前4个月感染风疹病毒、流感和其他病毒性疾病，可造成胎儿先天畸形，对胎儿危害极大，容易导致先天性畸形和智力障碍。

2.围产期原因

（1）窒息

主要因素为缺氧、早产、颅内出血及高胆红质血症。引起脑缺氧原因很多，如胎盘功能不良、胎盘早剥、脐带扭转、脐带绕颈及其他原因及各种因素所致的宫内（或新生儿）窒息。围产期胎儿窒息的发生率为1.2%～5.3%，由其引起的低氧性脑病是围产期较多见的神经系统病变，一般预后良好，但较严重的胎儿窒息则可造成不可逆的脑损伤，留下程度不等的后遗症，如智力障碍、运动障碍和惊厥等。有研究表明，窒息时间超过15分钟，即可引起胎儿神经系统的不可逆性损伤。

（2）体重和头围

低出生体重儿是指出生时其体重低于2500 g的小儿。相关研究人员均认为：低出生体重儿早年精神神经发育、儿童期智能及入学后学习能力一般都较正常儿差。他们指出：出生时的体重一般对日后智力发展都有一定的预测意义。低体重儿特别是极低体重儿，是导致小儿智力障碍的一个主要的围产期因素。

三、营养素缺乏

孕期营养不良是宫内胎儿生长迟滞的主要原因之一。凡母亲营养不良者，儿童体格发育均明显迟缓，且常伴有智能低、行为障碍或其他方面的障碍。

甲状腺素的主要生理功能是维护机体的正常代谢，促进蛋白质合成，生长发育和智力发展等。碘是甲状腺素的主要组成成分，饮食中长期供应不足或生理需要增加，可引起碘的缺乏。孕妇以及哺乳期母亲、婴幼儿严重缺碘可引起孩子生长发育不良、智力障碍、矮小、痴呆等。14岁以下的智力残疾儿童中，碘缺乏是常见因素之一。

若孕母患甲状腺功能低下，则可障碍孩子智力发育，甚至造成不孕、流产、早产、妊娠期高血压、妊娠期糖尿病等。孕妇的甲状腺水平若低于正常标准，孩子的智商值则比正常者低17~20，故建议孕母在怀孕前要进行一次甲状腺功能的筛查，若异常则要先治病，再考虑怀孕。如果无甲状腺功能异常，在怀孕早期和孕中期，也应关注甲状腺功能。

正确的食用碘盐可预防碘缺乏病，但食盐中的碘会随着存放时间的增加而丢失，故一次不要买太多，并且要将碘盐装在玻璃或陶瓷缸中，并加盖，尽量避免碘盐受热，因遇热时，碘成分易挥发。同时，烧菜时要后加盐。此外，孩子不宜过多食用碘盐，口味过咸会有损肾脏，则可常给孩子吃海鱼、海虾、海带、海参、紫菜等海产品。

此外，过多摄入碘对人体造成危害，可导致甲状腺功能减退和高碘性甲状腺肿。若甲状腺功能亢进症者，应避免食用海产品，同时使用无碘食盐。

特别提示

儿童智力障碍可能和肥胖有关

据统计，目前肥胖儿童人数约占儿童总人数的10%，并以每年8%的速度递增。有关研究表明，儿童肥胖可导致一些不良后果，表现在智力障碍、动手能力、协调性，对儿童心理发育也有一定的影响。

专家建议肥胖儿童根据运动特点和自身身体素质，选择适合自己的运动，进行循序渐进的训练。如开展操场跑步、篮球、羽毛球、游泳、跆拳道、健身操、瑜伽、体能训练、形体伸展、趣味减脂运动等体育运动项目，让肥胖儿童养成良好的运动习惯，利用科学的减肥方法，最终实现减肥的目的，对预防智力障碍的发生有一定帮助。

四、疾病因素

婴幼儿的各类感染性脑病、中毒性脑病、脑外伤后遗症、核黄疸后遗症、癫痫持续状态等，均可影响大脑皮质的发育，使脑组织体积减小，重量减轻，脑沟回变浅或消失，皮层变薄，神经细胞萎缩，数目减少，神经纤维变性、缺乏，结缔组织增生等，影响脑细胞结构与功能。

患有癫痫的孩子，已经是一种不幸，如果再患上智力障碍，对孩子、对家庭来说，无疑是雪上加霜。为什么癫痫病儿童容易出现智力障碍？其发病原因主要取决于原发病对儿童大脑损害的程度。在原发性癫痫中，大约有1/3患者可出现智力障碍，在继发性癫痫中，如各种脑炎、产伤或先天性遗传病等所致的癫痫几乎均可导致智力障碍。

癫痫导致儿童智力障碍的另一种原因是药物的影响，目前常用的抗癫痫西药，其不良反应均可使儿童疲乏、嗜睡、记忆力下降，学习能力下降，进行性智力障碍，思维、反应能力变差等，从而影响儿童智力发育。因此，在抗癫痫治疗中，选择药物品种要权衡利弊，既要达到较好的治疗效果，又要尽可能地减轻药物对儿童智力的影响程度。可考虑为孩子选择中药治疗，中药治疗癫痫不仅能很好地控制病情发作，而且有些药物还有很强的补髓健脑功能。

五、家庭以及社会心理因素

不良的家庭及周围环境，如因病反复住院或隔离、人为情感剥夺、与亲人或其监管人长期分离、孤儿无人照料、严重精神疾病患者的子女、文化闭塞、不适当的教导方式等，均不利于孩子身心发育，特别是智力发育。

脑发育迟缓的发生，多数与社会心理因素皆有不同程度的相关性，特别是轻度的脑发育迟缓，可由不良的社会心理因素所致。其有关影响因素涉及：①家庭的社会状况，如父母职业、受教育程度、经济收入、婚姻状况等。②家庭环境，如母婴感情交流、居住条件、家庭大小、双亲的精神健康状况，也包括儿童的喂养方式及教育方法等。

特 别 提 示

社会心理因素导致脑部发育迟缓的特征

社会心理因素所致的脑发育迟缓具有如下特征：①社会文化条件越差的人群患病率越高；②学龄期患病率开始增高，青春达到高峰；③有家族倾向，特别是易于集中在母亲有脑发育迟缓的家庭内。此外，专家认为，大家庭、多子女、出生间隔时间短、双生子和父母离异等，均有直接影响或明显的障碍作用。

若在脑发育"关键年龄"内得到大量的社会良性环境刺激，则可大力促进脑发育而终身受益。

六、环境因素

1.与地理环境的关系

全世界有许多地区严重缺碘，而孕妇缺碘，是影响胎儿正常发育的重要因素之一。

2.与噪声的关系

噪声会影响胎儿发育及反应，甚至有致畸作用。

3.与放射线的关系

无论是X线或其他放射线，均可使胚胎发育停止继而发生畸形。胚胎或胎儿受放射线影响的程度取决于三个因素：①放射线的种类和剂量；②受辐射时的发育阶段；③胚胎对放射线的敏感性。

4.与重金属的关系

汞、铅、有机氯化合物等理化因素均可引起脑发育迟缓。铅含量过高，易发生不孕、自然流产、生产低体重儿，且可导致婴儿出现发育迟缓、智力障碍等。儿童比成人更易接触到含铅物质，而且对铅的毒性作用比成人更为敏感。即使最低浓度的铅，对儿童智力发育亦呈高度负相关。大气中铅浓度过量也是导致轻度脑发育迟缓的重要原因之一，而其他一些重金属及有机化合物中毒亦可引起脑发育迟缓。

延伸阅读

头围异常要警惕儿童智力障碍

大多数人的头颅是略圆的，它的大小会随着年龄的增长而增大。新生儿的头围约为34cm左右；在出生6个月之后，头围可增加至42cm左右；在1岁的时候，头围则至48cm左右；10岁时约50cm左右；15岁时达约53cm或是更大；18岁以后，头围一般不再继续增长。

若孩子的头围异常时，需警惕孩子是否有智力障碍的危险，应做到早发现、早治疗。若孩子头颅过尖，则常常伴有智力障碍，其通常是由于先天不足，肾精亏虚，导致头颅发育不正常，常常伴有颅骨缝闭合较早，头颅呈小且狭窄，头顶凸起、尖圆。若头围过大，即中医曰"解颅"，可引起智力障碍，其由于先天不足，肾精亏虚导致大脑内精液停滞，颅骨均匀地变大，伴有颅缝闭合较晚，而颅腔内部的脑实质通常较小。

第三章 儿童智力障碍的主要表现与类型

【案例】

小海今年已经9岁了，是父母的掌中宝、心头肉，在家里是集万千宠爱于一身。而在学校里的他却全然是另一幅模样。因为学习成绩差，老是在班里垫底，他很自然地成了别人口中的"笨蛋""傻子"，别的小朋友都不爱跟他玩。

孩子成绩好，父母脸上也有面子；而孩子如果成绩不好，父母要徒增许多烦恼。就因为孩子的学习问题，小海的父母不止一次地被请进老师的办公室"做客"。其实在孩子的学习问题上，夫妇俩并没有少下功夫。小海的父亲蒋先生每天都会教孩子算术，而母亲秦女士就负责孩子的语文和英语。可尽管夫妇俩如此尽心尽力，小海就是冥顽不灵，学习成绩依然惨不忍睹。

"你的儿子不会是弱智吧？"那天秦女士和几个孩子家长一起聊天，在谈到孩子的学习问题时，一位不明就里的家长随口开了这么句玩笑。虽是一句玩笑话，却立刻让当场的气氛陷入尴尬，更让秦女士的心揪了起来。"孩子再怎么懒，连穿衣服、穿鞋都不愿意学啊？难道是孩子学不会，孩子的智商真有问题？"带着这个焦虑，秦女士夫妇立刻带着小孩去医院做了检查，结果表明，小海的智力测试只有45。孩子真的不仅仅是学习成绩差的问题，而是智力出了问题。

一、儿童智力障碍的主要表现

智力障碍是由于大脑发育障碍，导致整个精神神经发育的不健全。有的孩子说话、站立、爬行、走路比同龄孩子要晚，有的孩子可表现为学习能力差，在日常生活中难自理。那么，通过哪些早期表现来预测孩子是否有智力发育的低下呢？

（一）行为异常的表现

对于儿童的脑发育迟缓，应在生活中细心观察，做到早期发现、早期干预，若出现如下一些表现时，则要引起充分重视。

1.喂养困难

在婴儿时期，智力障碍的最早表现，往往是吃奶困难，如不会吸吮，特别容易吐奶，表示神经系统的问题，日后智力会受影响。若咀嚼晚，吃固体食物不易咽下，并容易出现呕吐，流口水，1岁以内属于正常情况，但1周岁后还流口水则要引起注意。

2.面容、体态异常

有些先天性智力障碍儿童，在面容体态上可有异常表现，如先天愚型的儿童，其眼距过宽、双眼斜吊、塌鼻梁、舌头常拖在嘴外边、流口水等表现，即人们常说的"国际脸"。患有脑积水的孩子，其头围比较大。小头畸形的孩子，其头颅比较小。甲状腺功能低下的儿童，其身材特别矮小。苯丙酮尿症的孩子，其皮肤异常白，毛发颜色特别浅等。

3.不会笑或很晚才会笑

正常婴儿在2个月时就会笑，4个月时能放声大笑。若3个月才会笑，6个月还很少笑，甚至1岁还不会笑，则是智力障碍的一种危险信号。

4.眼睛功能发育不全

一般来说，1个月的婴儿就会用眼睛注意周围环境，而智力障碍的婴儿，对周围的人或事物则无注意。

5.对声音反应差

对大人在边上发出的声音显得没有反应，似乎特别"老实"。哭声少，有时只有尖叫，或是哭声无力，对容易引起哭闹的外界刺激不易哭或难以引起哭。

6.语言发育落后

正常婴儿在7~8个月时，就会模仿声音，1岁左右会叫爸爸妈妈，1.5岁会说10个字左右，能听懂简单的指令，2岁左右会问简单问题，3岁左右能基本表达自己的思想。凡是落后4、5个月，甚至落后1~2年才有这些表现，都是智力落后的危险信号。

7.运动发育迟缓

正常婴儿在出生后3~5个月就会玩手了，若到6个月后，仍不会玩手，或到2~3岁还喜欢将玩具往嘴里放，则不正常了。若俯卧、抬头、坐、站、走等动作的起始年龄都比正常同龄婴儿要晚，尤其走路晚则更明显，往往要到3~4岁或4~5岁才会自己走，或走不稳。也可肢体运动迟缓或僵硬、关节过度屈曲，动作幼稚不协调。

8.多动、注意力缺陷

智力障碍儿童大脑发育迟滞，自控能力差，大部分有多动，也可伴有注意力缺陷的表现。儿童不能安静地观察，无时无刻不在活动，尤其是4~5岁的儿童，这种多动与正常儿童的活泼、淘气不同，其特征是无任何目的，仅是一种不可抑制的兴奋而已。如上课时，在椅子上扭来扭去，手脚不停，不能静坐，喜欢多嘴，常常还会影响其他学生的课堂学习。注意力缺陷主要表现为不能长时间地将注意力指向某一事物，容易分心，注意力容易受外界的干扰，做事不能坚持始终，能力较低，语言能力、思维能力、记忆能力、计算能力和分析比较能力均差于同龄儿童。

9.性行为异常

一般的3~5岁儿童，开始注意两性之间的差别，如3~5岁的正常男孩，会表现出对自己的外生殖器特别感兴趣，好奇，时常拿手去玩。但随年龄的增长，道德、社会行为规范意识增强，此种行为会逐渐消失。而智力障碍儿童，由于道德行为规范意识低，自控力差，特别是重度智力障碍男孩，大部分都有玩弄外生殖器的行为，甚至不分场地、时间。女孩则易有"擦腿综合征"的行为异常，表现为两腿用力夹紧摩擦，以刺激外生殖器。此外，喜欢抚摸、亲近异性在弱智学生中也较常见。

10.冲动、攻击、自伤行为

智力障碍的儿童，异常冲动、攻击行为，在男孩较女孩多见，在重度低下的儿童中则多见，表现为易激惹、冲动、破坏物品、踢打或袭击他人、辱骂别人。幼小者则表现为咬人、咬物、打人，以发泄自己的情绪。其攻击行为往往找不出明显原因，行为发生突然，常带有破坏性。有些智力障碍的儿童，异常行为则内向攻击，表现为自伤，若达不到要求或者愿望，或受到约束时，出现捶胸、打头、咬自己、撞墙等伤害自己的行为，以发泄自己的不满等。

（二）心理特征的表现

对于智力障碍的儿童，关注更多的是其所表现出的各种异常行为，却很少去关注儿童的心理状况。其实，对于智力障碍的儿童来说，其心理需求更需要得到关注和理解。

（三）心智能力的特征

智力障碍的儿童，天资比正常儿童差。在量的方面，其发展比正常儿童迟缓而短暂；在质的方面，其心智活动也有不同的特征，如不善于抽象思维，缺乏自我检讨、联想和感知细小差异的能力等。一般而言，儿童智力障碍的情形越严重，偏离正常儿童的心智能力则越远。

（四）人格与行为的特征

智力障碍的儿童，心智能力表现在行为上与正常儿童相比有很大的差异，尤其是性情、态度与气质的差异最为明显。儿童呈现的行为特征如下。

1. 缺乏随机应变的能力

若遇到习惯反应所不能解决的问题时，不会采取随机应变的措施，而是一味固执地用某一固定的方式处理问题。

2. 依赖他人的指导行事

为避免遭受失败，在解决问题时倾向于依赖他人指导，或仿效他人。缺乏追求新经验的欲望及参加团体生活的热忱。此外，认为自身行为经验中所遭受的境遇，并非来自自己行为的后果，而是受制于外在因素，如权威的人、命运或运气。

3. 内向型行为

往往过于缄默、害羞、胆怯、不合群、孤独、消极、退缩、忧郁、意志薄弱、欠果断，有自卑心理。

4. 外向型行为

某些智力障碍的儿童，其情绪不稳定，且具有破坏性，最常见的是好打架、不服从、不合作、捣乱、撒谎、偷窃、破坏、嫉妒等。因从小受人轻视，其以外向行为来发泄心中的不满，以反抗和敌意来对付环境，以欺负弱小来满足自尊，更借此类行为来引人注意。此是一种补偿作用的不良适应，其实他们内心充满自卑与不安全感，渴望爱与鼓励。

5.任性行为

儿童因智力落后，家长从小就给予过分的保护与照料，一切顺从他、迁就他，缺少自律以及社会行为的训练，因而使他们形成任性的性格。

（五）社会适应力的特征

智力障碍的儿童，其社会适应力的特征如下。

1.自理能力

其自理能力普遍较低，若父母能够长期予以训练，可逐渐地学会自己的饮食、起居，并养成一些基本的卫生习惯。

2.社会行为

儿童智力水平越低，其社会行为越有问题，其中包括害羞、孩子气、神经质、干扰他人、无理取闹、好破坏、懒惰、怪叫、自私、退却、畏惧、情绪极端不稳定、倔强、恶作剧等。

3.反社会行为

尤其是智商在50～90之间的儿童，问题的发生占显著比例。大多数出现暴怒，好欺侮、虐待他人以及弱小动物，偷窃，逃学，破坏财物等，其不仅是与心理缺陷或智力障碍有关，同时与环境因素也有关。

二、儿童智力障碍的分型

在日常生活中，经常可看到一些智力障碍的儿童，通过自身的努力以及家庭和社会的帮助之后，可逐步发展为正常。其实，智力障碍有很多种类型，并不是所有的智力障碍的儿童，都无法融入社会。

1.轻度智力障碍

又称愚笨，一般是指智商为50～70，适应性行为轻度缺陷的儿童。早年的发育较正常儿略迟缓，且不像正常儿那样活泼，对周围事物缺乏兴趣。做事不循规蹈矩，如动作粗暴、言语发育略迟，抽象性词汇掌握少、分析能力差，认识问题肤浅等。遇事缺乏主见，依赖性强，不善于应付外界的变化，易受他人的影响和支配。学习成绩较一般儿童差，能背诵课文，但不能正确运用，算术应用题完成困难。通过针对性的适宜教育，可获得实践技巧和简单实用的能力。长大后可做一般性家务劳动和简单的具体工作。

2.中度智力障碍

又称愚鲁，一般是指智商为35～49，适应性行为中度缺陷的儿童。儿童整个发育较正常儿迟缓，如语言功能发育不全，吐词不清，词汇贫乏，只能进行简单的具体思维，抽象概念不易建立。对周围环境辨别能力差，只能认识事物的表面和片断现象。阅读和计算方面不能取得进步。经过长期教育和训练，可学会简单的人际交往，基本的卫生和安全习惯，简单的手工技巧等。

3.重度智力障碍

又称痴愚，一般是指智商为20～34，适应性行为重度缺陷的儿童。儿童早年各方面发育迟缓。发音含糊，言语极少，自我表达能力极差。抽象概念缺乏，理解能力低下，情感幼稚，动作十分笨拙，但有一定的防卫能力，能躲避明显的危险。经过系统的习惯训练，可养成简单的生活和卫生习惯，但生活需要他人照顾。长大以后，可在监督之下做些固定和最简单的体力劳动。

4.极重度智力障碍

又称白痴，一般是指智商低于20以下，适应性行为极度缺陷的儿童。儿童对周围一切不理解，缺乏语言功能，仅会喊"爸""妈"等，但并不能真正辨认爸妈，常为无意识的嚎叫。缺乏自我保护的本能，不知躲避明显的危险。情感反应原始；感觉和知觉明显减退；运动功能显著障碍，手脚不灵活或终生不能行走。常伴有多种残疾和癫痫反复发作。个人生活不能处理，多数早年夭折，幸存者对手脚的技巧训练可有反应。

轻度智力障碍者，多见于社会经济条件差的群体中，尤其是在母亲智力障碍的家庭，其发病率在学龄期最高。此时，因为学业上的要求，使智力发育水平易于暴露。早期干预、补偿教育等可提高智商，可逐步加入到正常人群之中。严重智力障碍者，多由遗传或其他出生前因素、围产期损伤、出生后感染、外伤等原因所致，多数起病于婴幼儿期，但在学前期已有明显的表现，常伴有脑瘫、癫痫等其他疾病，一般治疗效果不显著，而出生前的防治、孕期和围产期保健是减少严重智力障碍的主要途径。

三、严重智力障碍儿童的临床表现

痴呆是一种程度较重的儿童智力障碍症状，儿童痴呆综合征是指儿童在意识清醒状态下，出现的已获得的职业和社会活动技能减退和障碍，认知功能下降，记忆力减退和丧失，视空间技能损害，定向力、计算力、判断力等丧失，并相继出现人格、情感和行为改变等障碍，且呈进行性加重过程的症状。

上海某儿童医院的专家指出，儿童痴呆综合征的临床表现主要分为两种，即认知功能障碍和非认知功能障碍。

1.认知功能障碍的表现

（1）语言障碍或失语

表现为命名困难，言语空洞、累赘，对语言的理解、书写和复述有障碍，晚期则少语或出现模仿语言。

（2）意念性失用

表现为不能做一些简单的动作，如梳头、穿衣等。

（3）失认

对认识物件甚至家人的能力丧失，也有触觉失认，即不能靠触觉辨认手中的物体（如硬币等）。

（4）运动能力紊乱

指执行较复杂的任务或完成较复杂的行为活动时出现的障碍，亦为社会适应能力衰退的表现之一。

2.非认知功能障碍的表现

（1）空间认识障碍

即空间定向和执行空间认识活动的障碍。

（2）判断和预见能力障碍

表现为过高估计自己的能力和地位，或过低估计某些活动的危险。

（3）人格改变

如不讲卫生，对生人不适当的过度亲密等。

（4）步态改变

经常跌倒，亦可伴有语言模糊不清和其他基底节病变的表现。

（5）精神和行为障碍

是突出的症状之一，常见症状有焦虑、抑郁、情绪异常、精神和行为异常，也包括幻觉、妄想、易激惹、出现攻击行为、病态搜集无价值物件等。

（6）记忆障碍

为最突出的早期症状，表现为逆行性和顺行性两种形式的遗忘，晚期出现定向力障碍，甚至不记得自己的生日、自己的姓名等。

延伸阅读

智力障碍对患儿的影响

若孩子的智力差，学习成绩差、适应能力差，缺乏生活自理能力，做父母的心里必定是痛苦不已。然而，智力障碍带给孩子的痛苦和伤害远比父母多得多。所以，一定要多给予孩子一点关爱和照顾，让孩子能够健康地成长。

对感知觉的影响　如感觉器官的感受能力减弱，不能区分较复杂的颜色和形态、不易辨别不同频率的声音。主动感知觉能力薄弱，感知范围狭窄，感知速度缓慢，感知信息迟钝。

对记忆的影响　记忆缺陷是智力障碍儿童的主要缺陷之一，表现为记忆范围狭窄面且容量小、内容不全。记忆目的性差，选择功能弱，有意记忆和无意记忆能力弱。记忆联想功能较薄弱，不善于从联系和关系中识记、回忆和追忆。

对思维的影响　如思维落后、迟缓，思维固定、固执和缺乏积极性，概念理解困难，概括能力差等，不善于区分事物的现象和本质及其关系。思维发展的落后又可表现在感知、注意记忆、个性、情感等方面的落后。

对语言的影响　常有语言缺陷，表现为发音不清、发音障碍、词语贫乏、词不达意等。语言障碍可直接反映着其思维能力和思维方法的局限，同时伴有书写语言障碍，且进一步影响思维向更高水平的发展。

对情感的影响　因在学习、玩耍、交流等方面的能力缺乏，易受到外界的嘲笑和批评，从而产生自卑、恐惧、焦虑等心理，情绪难以稳定，易暴躁、哭闹等。感情发展和分化迟缓，对他人的表情难以产生体验，对人的表情认识落后于正常儿童。由于不会细致地观察别人的表情，对环境、情景的认识和理解困难，难于把握整体情景和氛围，出现适应不良症状，伴有情绪、情感的不稳定，很少出现复杂的情绪，如道德感、责任感和义务等。

对意志行为的影响　常常表现为惰性，心理上缺乏主动需要、追求和期待，兴趣爱好狭窄，情感淡漠，意志薄弱，学习和生活没有明确的目标。

对性格的影响　常表现出某种极端性，过度内向、孤僻、沉默不语，或表现为外向、活动过多、易兴奋和激惹。

对生长发育的影响　常伴随有运动障碍，易出现肌肉痉挛等情况，影响机体发育，而中度及重度的智力障碍儿童部分伴有躯体发育缺陷和神经系统异常特征，如耳廓畸形、唇腭裂、生长发育迟缓或落后（身高、体重和头围等指标低于正常标准两个标准差以上）、小头畸形或特殊步态等。特殊病因的智力障碍多具有特殊的体征：唐氏综合征儿童眼距增宽、鼻梁低平、伸舌的先天愚型儿童容貌特征；脆性X综合征患者具有长脸、大耳的面部特征等。

四、儿童智力障碍的常见疾病

（一）唐氏综合征

贝贝妈妈说：当这个有问题的女儿出生的时候，我就感觉有些不对，她不哭，接生的医生拍了下屁股，她弱弱地哭了下，然后就停止了，很久都没有睁眼睛，我看到对面床刚出生的婴儿眼睛很灵活地在四下打望，探索这个既陌生又熟悉的世界。我的女儿异常的乖，仿佛她还在孕育中⋯⋯

然后，我认真仔细地观察，看到这个小生命两眼的距离特别小，长得有些丑，手指也特别短，没有一点像我们夫妻的长相⋯⋯

第一个月，她乖得让人心疼，她不出声、不爱动，不舒服的时候也哭不出来，五官纠结在一起，脸憋红了，"吭吭"几声停一下再"吭吭"

几声，这就是她的哭。她的情绪表现是郁闷，需要大量的睡眠来修复自我。

出生42天去医院检查，说这孩子是唐氏综合征，真是五雷轰顶啊！

1. 唐氏综合征是什么样的疾病

唐氏综合征又称先天愚型，是由染色体异常（多了一条21号染色体）而导致的疾病。60%的即流产，若存活者有明显的智力落后、特殊面容、生长发育障碍和多发畸形。

2. 唐氏综合征的发病原因是什么

唐氏综合征的典型体征是由染色体异常而导致的，唐氏综合征的发生率与母亲怀孕年龄相关，系21号染色体的异常，即有三体、易位及嵌合三种类型。高龄孕妇、卵子老化是发生染色体不分离的重要原因。

3. 唐氏综合征有哪些主要表现

（1）特殊面容

患儿具明显的特殊面容体征，如眼距宽，鼻梁低平，眼睑小，眼外侧上斜，有内眦赘皮，外耳小，舌胖，常伸出口外，流涎多。身材矮小，头围小于正常，头前、后径短，枕部平呈扁头。颈短、皮肤宽松。骨龄常落后于年龄，出牙延迟且常错位。头发细软而较少。前囟闭合晚，顶枕中线可有第三囟门。四肢短，由于韧带松弛，关节可过度弯曲，手指粗短，小指中节骨发育不良使小指向内弯曲，指骨短，手掌三叉点向远端移位，常见通贯掌纹、草鞋足，拇指球部约半数患儿呈弓形皮纹。

（2）发育迟缓、智能落后

常呈现嗜睡和喂养困难，其智能低下表现随年龄增长而逐渐明显，智商低下，动作发育和性发育都延迟。

（3）多发畸形、免疫低下

患儿常伴有先天性心脏病等其他畸形，因免疫功能低下，易患各种感染、白血病等。如存活至成人期，则常在30岁以后即出现老年性痴呆症状。

男性唐氏婴儿长大至青春期，也不会有生育能力。而女性唐氏婴儿长大后可有月经，并可有生育能力。

4. 如何诊断唐氏综合征

虽然该病的特殊面容、手的特点和智能低下能为临床诊断提供重要线索，但是诊断的建立必须有赖于染色体核型分析，因此染色体核型分析和分子生物学技术是唐氏综合征的主要实验室检查技术。

这两项检查还对唐氏综合征嵌合型的预后估计有积极意义，由于嵌合畸形患儿的表型差异悬殊，可从正常或接近正常到典型的临床表现，他们的预后主要取决于患儿体细胞中正常细胞株所占的百分比率。因此了解嵌合型患儿体细胞中正常核型细胞与21-三体核型细胞的比例，可根据其具体情况指导患儿的家庭及社会对其进行教育。

📖 延伸阅读

唐 氏 综 合 征 的 检 查 方 法

对外周血细胞染色体核型分析 细胞遗传学研究表明，在21号染色体长臂21q22区带为三体时，该个体具有完全类似唐氏综合征的临床表现，相反，该区带为非三体的个体则无此典型症状。由此推论，21q22区带与唐氏综合征的基因关键区带有关，又称为唐氏综合征区。按染色体核型分析可将唐氏综合征患儿分为标准型、易位型和嵌合型三型。

羊水细胞染色体检查 羊水细胞染色体检查是唐氏综合征产前诊断的一种有效方法，唐氏筛查结果为"高危"的孕妇需要确诊胎儿是否为唐氏综合征患儿。目前产前诊断最常用的技术是羊膜腔穿刺技术，即在B超引导下，将针通过孕妇腹部刺入羊水中，抽取羊水，对胎儿细胞进行染色体分析。适宜孕16~20周的孕妇。除羊膜腔穿刺技术外，进行产前诊断的技术还有绒毛活检、胎儿脐静脉穿刺、胎儿镜检查等。常见核型与外周血细胞染色体核型相同。

荧光原位杂交 以21号染色体的相应部位序列作探针，与外周血中的淋巴细胞或羊水细胞进行杂交，唐氏综合征患者的细胞中可呈现3个21号染色体的荧光信号。若选择唐氏综合征核心区的特异序列作为探针，进行荧光原位杂交（FISH）分析，可对21号染色体的异常部位进行精确定位，提高检测21号染色体数目和结构异常的精确性。

产前筛查血清标志物 采用测定孕妇血清绒毛膜促性腺激素（HCG）、甲胎蛋白（AFP）、游离雌三醇（FE3）进行唐氏综合征筛查的探索已有多年，这是一种怀孕中期指标（即13周以后）。

根据这3项（也可测定HCG和AFP两项）血清学指标以及孕妇年龄、体重来推算怀有唐氏综合征患儿的风险率，根据风险率的高低再进一步进行确诊检查。

常规做X线片、超声、心电图、脑电图等检查 部分患儿可有先天性心脏病，骨龄落后，脑电图异常等改变。

5. 唐氏综合征可以治疗吗

由于患儿免疫力低下，宜注意预防感染。若伴有先天性心脏病、胃肠道或其他畸形，可考虑手术矫治。

其他治疗方法见"儿童智力障碍的治疗"。

6. 唐氏综合征的预后是什么情况

婴幼儿时期常反复患呼吸道感染，伴有先天性心脏病患儿常因此早期死亡。肌张力随年龄增长逐渐改善，而生长发育进度与正常儿差距逐渐加大。15岁时已停止长高，身材矮，智商低，嵌合型者可达50%以上。婴儿时期表现为"乖孩子"，儿童时期情绪多表现愉快，对人亲切，但情感调控能力差，波动较大，有时相当固执和调皮。要采用综合措施，包括医疗和社会服务，对患儿进行长期耐心的教育和训练，对弱智儿进行预备教育以使其能过渡到普通学校上学，训练弱智儿掌握一定的工作技能。在监护下，患儿生活多可自理，甚至可做较简单的社会工作而自食其力。家长和学校应帮助患儿克服行为问题，社会应对患儿的父母给予道义上的支持。

7. 如何治疗唐氏综合征

目前尚无有效治疗方法，最好手段是在孕妈妈生产前终止妊娠。孕妇产前预防内容如下。

（1）遗传咨询

孕妇年龄愈大，风险率愈高。经典的唐氏综合征的再发风险率为1%。易位型患儿的双亲应进行核型分析，以便诊断平衡易位携带者：如母方为D/G易位，则每一胎都有10%的风险率；如父方为D/G易位，则风险率为4%。绝大多数G/G易位病例均为散发，父母亲核型大多正常，但亦有21/21易位携带者，其下一代则可100%罹患本病。

（2）产前诊断

产前诊断是防止唐氏综合征患儿出生的有效措施。已有该病生育史的夫妇再次生育时应做产前诊断，即染色体核型分析，取样包括孕中期羊膜腔穿刺作羊水细胞、孕中期胚胎绒毛细胞和孕中期脐带血淋巴细胞等分析。产前筛查血清标志物HCG、AFP测定有一定临床意义，因为它能够减少羊膜穿刺进行产前诊断的盲目性，提示高危孕妇群的存在，使这些孕妇得以做进一步的产前检查和咨询，最大限度地防止唐氏综合征患儿的出生。

（二）苯丙酮尿症

苯丙酮尿症（phenylketonuria，PKU）是一种遗传代谢病，是由于体内苯丙氨酸羟化酶活性降低或其辅酶四氢生物蝶呤缺乏，导致苯丙氨酸向酪氨酸代谢受阻，血液和组织中苯丙氨酸浓度增高，尿中苯丙酮酸、苯乙酸和苯乳酸显著增加，故称苯丙酮尿症。本病虽为遗传代谢病，但并不少见，在我国，PKU的患病率约为1：10000。2018年5月，苯丙酮尿症已纳入中国的首批罕见病目录中。

1. 苯丙酮尿症的发病原因是什么

苯丙酮尿症是由于体内苯丙氨酸代谢异常引起的。苯丙氨酸是人体生长和代谢所必需的氨基酸，食入体内的苯丙氨酸一部分用于蛋白质的合成，一部分通过苯丙氨酸羟化酶作用转变为酪氨酸而发挥其功能。苯丙氨酸羟化酶发挥作用需要四氢生物蝶呤作为辅酶才能达到更好的效果。苯丙氨酸羟化酶活性降低或四氢生物蝶呤缺乏，均可导致苯丙氨酸不能转变为酪氨酸，从而导致苯丙氨酸及其旁路代谢产物苯丙酮酸、苯乙酸和苯乳酸显著增加，引起脑损伤而发病。苯丙氨酸羟化酶和四氢生物蝶呤的产生是由遗传基因决定的。若父母带有异常的苯丙氨酸羟化酶或四氢生物蝶呤代谢相关的基因，即父母是苯丙氨酸羟化酶或四氢生物蝶呤代谢相关的异常基因的杂合子，但因只带有1个异常基因，所以不发病。母亲怀孕时父母同时将各自的异常基因传给了胎儿，胎儿带有2个异常基因，即纯合子，可导致发病，所以这是一种隐性遗传代谢病。

2. 苯丙酮尿症有哪些表现

苯丙酮尿症患儿出生时大多表现正常，新生儿期无明显特殊的临床症状。

未经治疗或预防的患儿，在出生3～4个月后逐渐表现出智力、运动发育落后，头发由黑变黄，皮肤白，全身和尿液有特殊鼠臭味，常有湿疹。

随着年龄增长，患儿智力障碍越来越明显，年长儿约60%有严重的智力障碍。2/3患儿有轻微的神经系统体征，例如，肌张力增高、腱反射亢进、小头畸形等，严重者可有脑性瘫痪。

约 1/4 患儿有癫痫发作，常在 18 个月以前出现，可表现为婴儿痉挛性发作、点头样发作或其他形式。约 80% 患儿有脑电图异常，异常表现以痫样放电为主。经治疗后血苯丙氨酸浓度下降，脑电图亦明显改善。

3. 如何诊断苯丙酮尿症

（1）血苯丙氨酸测定

由于苯丙酮尿症首先表现为血中苯丙氨酸浓度的升高，所以检测血中苯丙氨酸浓度是诊断苯丙酮尿症的首选方法，一般血苯丙氨酸超过120mmol/L，判断为阳性，再做进一步诊断，若能够同时检测血酪氨酸浓度更好，可分析苯丙氨酸与酪氨酸的浓度比值，比值超过2判断为阳性，目前串联质谱可快速检测苯丙氨酸与酪氨酸浓度，并自动计算其比值，可降低假阳性率或假阴性率。

（2）尿液蝶呤谱分析

由于四氢生物蝶呤缺乏可在尿液中的蝶呤谱反映出来，故检测尿液中蝶呤谱，有助于苯丙酮尿症分型。

（3）血红细胞二氢生物蝶啶还原酶活性测定

由于部分患儿四氢生物蝶呤缺乏是由于二氢生物蝶啶还原酶活性缺乏引起，故测定血红细胞二氢生物喋啶还原酶活性有利于二氢生物喋啶还原酶缺乏症的诊断。

4. 苯丙酮尿症的确诊

苯丙酮尿症的诊断是依据临床表现，如伴有智力障碍、头发黄、肤色白、运动、语言发育落后的症状，实验室检查可见血苯丙氨酸含量增高，在排除其他疾病引起的苯丙氨酸增高后即可诊断。目前有些地方，医生对本病认识不足，遇到这样的患者，未能够想到此病，未做相关的检查，常导致漏诊或误诊，故本病需引起广大医生的重视。目前已开展的新生儿疾病筛查，可使苯丙酮尿症在发病前即得到诊断，及早进行了治疗，故发病的苯丙酮尿症患儿较以往少见。

5. 苯丙酮尿症的分型

由于本病的不同发病机制可导致不同的类型，而其治疗方法也不尽相同，所以一旦确诊为PKU，应尽早分型。经尿蝶呤分析和血红细胞二氢生物蝶啶还原酶活性测定分为四氢生物蝶呤代谢正常和异常两大类。

四氢生物蝶呤代谢正常的PKU，即经典型PKU，对四氢生物蝶呤治疗无效。

四氢生物蝶呤代谢异常的PKU有3类：①6-丙酮酰四氢生物蝶呤合成酶缺乏型，尿新蝶呤浓度升高，生物蝶呤浓度下降，血苯丙氨酸升高，对四氢生物蝶呤治疗有效。②二氢生物蝶啶还原酶缺乏型，血红细胞二氢生物蝶啶还原酶活性下降，血苯丙氨酸升高或正常，升高者对四氢生物蝶呤治疗有效，血红细胞二氢生物蝶啶还原酶活性下降。③鸟苷三磷酸环化水解酶Ⅰ缺乏型：尿新蝶呤浓度及生物蝶呤浓度均下降，血苯丙氨酸浓度升高或正常，升高者对四氢生物蝶呤治疗有效。

6. 如何治疗苯丙酮尿症

苯丙酮尿症的治疗需要根据分型采取针对性的治疗措施。

（1）经典的PKU、中度苯丙氨酸血症和轻度苯丙氨酸血症的治疗

这3种类型是由于苯丙氨酸羟化酶本身异常导致，但目前尚缺乏苯丙氨酸羟化酶这种药物，故只能通过减少从食物中摄取苯丙氨酸的方法，使体内苯丙氨酸浓度控制在合适的水平。由于普通食物，尤其是含蛋白质较高的食物，如肉、鱼、虾、蛋及豆制品等，含有较高的苯丙氨酸，故需减少这些食物的食入，给予不含苯丙氨酸的配方奶粉或蛋白粉，以便提供体内必需的氨基酸。但苯丙氨酸又是人体的必需氨基酸之一，必须满足其生长发育的需要，体内苯丙氨酸过低也可导致有关疾病。因此，患者每天的苯丙氨酸摄入量必须维持在不引起脑损害和满足生长发育所需量之间。PKU患者的发育商（DQ）或智商（IQ）与患者在治疗过程中的血苯丙氨酸水平呈反相关关系，血苯丙氨酸的要求浓度随着年

龄的增长而不同，一般要求血苯丙氨酸维持范围为：0～3岁，120～240 mmol/L；3～8岁，180～360 mmol/L；8～13岁，180～480 mmol/L；13～18岁，180～600 mmol/L；>18岁，180～900 mmol/L。定期复查血苯丙氨酸浓度，根据苯丙氨酸浓度是否在合适的范围，调整每日食入不含苯丙氨酸的配方奶粉或蛋白粉的量。

（2）四氢生物蝶呤反应性苯丙酮尿症的治疗

除了按上述给予不含苯丙氨酸的特殊奶粉或蛋白粉治疗外，患者也可用四氢生物蝶呤治疗，只是用四氢生物蝶呤费用较高，不同患者家庭可根据经济情况选择治疗方法，但血苯丙氨酸的控制水平要求同上。

（3）6-丙酮酰四氢生物蝶呤合成酶缺乏型及二氢生物蝶啶还原酶缺乏型的治疗

由于这2种类型不是由于苯丙氨酸羟化酶活性缺乏引起，而是由于四氢生物蝶呤缺乏引起，故需服用四氢生物蝶呤治疗，不需要给予特殊奶粉治疗。但由于四氢生物蝶呤缺乏同时可引起神经递质的缺乏，故需要同时给予5-羟色胺及左旋多巴治疗。

7. 苯丙酮尿症如何预后

苯丙酮尿症患儿若不治疗或治疗较晚，大部分患儿有智力、运动和语言发育落后，若能够在症状出现之前进行诊断和治疗，即通过新生儿疾病筛查诊断的PKU患儿，诊断后及时治疗，近90%患儿智力可达到正常，只有少部分患儿由于治疗不够配合或病情较重，血苯丙氨酸浓度控制不理想，仍可导致智力下降。

出生后1个月内接受治疗者多数可以不出现智力损害，治疗越晚，对脑的损伤越明显。因此，患儿一旦确诊，应立即给予治疗，治疗越早，预后越好。随着初诊年龄的延迟，智力发育则越来越低。初诊的年龄应在出生后的3个月内干预，若在出生后的18个月内干预，其智商的下降程度已十分明显，若在3

岁以上干预，则有80%患儿已为重度智力障碍患者。

8.如何预防苯丙酮尿症

苯丙酮尿症是可以预防的，包括两方面：一是预防苯丙酮尿症的发病；二是预防苯丙酮尿症患儿的出生。

（1）预防苯丙酮尿症的发病

预防苯丙酮尿症的发病必须早期诊断、早期治疗，从而避免因过高苯丙氨酸代谢产物苯丙酮酸、苯乙酸和苯乳酸导致神经系统的损伤。由于体内苯丙酮酸、苯乙酸和苯乳酸积蓄到损伤大脑所需的浓度需要一定的时间，所以即使是PKU患儿，但在新生儿出生后1～2个月内往往仅是这些异常代谢产物浓度增加，还不至于引起不可逆的损伤。若在这一阶段及时诊断和有效治疗即可避免神经系统受到损伤。这种在婴儿出生后1个月之内，还未发病之前检测疾病的方法称为新生儿疾病筛查，是早期诊断的有效方法，即在新生儿出生3天后采血，检测血苯丙氨酸浓度，若苯丙氨酸浓度增高，需要进一步确诊检查，确诊后进行有效治疗，直至血中苯丙氨酸及其异常代谢产物降至正常，达到预防发病的目的。

（2）预防苯丙酮尿症患儿的出生

预防苯丙酮尿症患儿的出生即在患儿出生前胎儿时期进行诊断，若诊断为苯丙酮尿症由父母决定是否保留该患病胎儿，这种在出生前诊断的方法称为产前诊断。苯丙酮尿症的产前诊断适用于已经有PKU患者的父母再想生育者。方法为：首先检测出患儿及患儿父母血细胞中的致病基因突变位点，这是产前诊断PKU的前提，然后在母亲再次怀孕16～20周时抽取羊水，检测羊水中胎儿的细胞中是否带有2个致病基因突变位点，若带有2个致病基因突变位点即为PKU患儿，若只带有1个致病基因突变位点，即为致病基因携带者。这样可以进行产前诊断，由父母决定胎儿的去留，可达到预防苯丙酮尿症患儿出生的目的。

（三）脆性X综合征

脆性X染色体即脆性X综合征（FXS），是一种不完全外显的X染色体连锁显性遗传性疾病，因患者X染色体的短臂Xq27.3带有一个脆性断裂点而得名。FXS多男性发病，女性可有异常表现，临床上以智力障碍、特殊面容、巨睾症、语言和行为异常为其典型表现。是一种人类智力障碍的常见病。

1. 脆性X综合征的发病原因是什么

本病征X染色体长臂末端脆性位点的发生与DNA合成代谢过程中的脱氧胸苷-磷酸不足有关，而脆性位点为富有DNA的节段，当脱氧胸苷-磷酸减少时，脱氧胸苷三磷酸减少，这样使其在有丝分裂时这一节段不能紧密折叠，甚至出现裂隙或断裂，表现了脆性。

脆性部位分类：遗传型脆性部位（h-fra），又称之为罕见型脆性部位；结构型脆性部位（c-fra），又称为常见型脆性部位。

2. 脆性X染色体的遗传特点

过去认为其典型遗传方式呈X连锁隐性遗传，近年来认为，其遗传方式非常复杂，具有与一般遗传病完全不同的特殊遗传规律，即通过无异常表型的男性携带者又称外显不能（NP）传递的，其所生的脆性X女儿无异常表现。在fra（X）家系中智力障碍男性患者约占20%，分离率为0.4；表型异常脆性X女性所生的儿子中，分离率为0.5；表型异常女性的脆性X来自她们的母亲，而非来自父亲，约35%女性携带者出现智力障碍。NP男性脆性X母亲一般表型都正常，NP男性子女中出现表型异常的脆性X患者的危险性较低，几乎所有脆性X综合征患儿的母亲都携带脆性X，同胞中的外显程度不一。

3. 脆性X综合征有哪些表现

儿童和成人表现程度不一样，男性发病比女性更严重。男性患者多，女性常为携带者。

（1）**男性的典型表现**

智力障碍 智商（IQ）常低于50，并呈进行性加剧。

特殊面容 出生体重多较高，生后头几年生长速度快，但成人时身材矮小，面部瘦长，前额突出，头围增大，眶上饱满，虹膜颜色变淡，耳大外翻，高腭弓，大嘴，厚唇及下颌大而突出等。

大睾丸 多在青春前期睾丸增大，青春后期睾丸可达30～50cm，阴囊增厚，少见于年幼患者，常伴大阴茎。

语言发育障碍 较为常见，表现为会话和言语表达能力发育严重迟缓，存在构音障碍，病理性模仿和重复性言语及语法和词汇缺乏等。

人格行为异常 包括好动，精力不集中，性情孤僻，逆反心理强，焦虑及自残等。

神经系统症状 较轻微，常见为四肢运动障碍，不随意运动迟缓，关节过度强直及全身反射亢进，癫痫等。

生殖系统 性功能低下，成年患者阴毛呈女性分布和乳房女性化，但可生育后代。

（2）**女性的典型表现**

可出现轻度智力障碍。在女性携带者中，70%有前突变而不表现出明显的生理或认知、行为异常，其他30%具有全突变的女性，会表现一定范围的症状。

外观表现 一般来说发病女性在外貌上只有轻微的改变，有尖脸和大耳。患脆性X染色体综合征的女孩虽然有大耳朵的表现，但异常的身体特征较少。只有1/3～1/2的女性病例表现出这些特征。不过一些智力正常的发病女孩会有数学学习能力障碍、注意力集中障碍、情绪问题及社会交往能力低下等表现。

数学学习能力障碍 全突变的女性认知和行为方面的异常通常会比在发病男性身上所观察到的症状轻。她们中有一半表现出典型的智力障碍和非言语性学习困难，另一半有通常需要得到不断支持的精神发育迟滞。但是所有这些女性似乎有起源于右脑和前额叶的认知损害，结果是引致视觉-空间，感知技能、执行功能、注意力和同时进行能力等异常。然而，她们在连续进行的过程中表现较好，如组织信息或时间顺序，这些发病的女性在词语记忆和阅读方面有近似的能力，数学方面比较差，使用韦氏儿童智力量表（WISC-R）测试智力时，她们的数学和图形排列方面得分特别低。她们也有一种特别的说话方式，表现为重复和杂乱无章。

注意力集中障碍 刻板行为，离题的说话，冲动，注意力分散和适应困难。

情绪问题 全突变的女性中有20%~60%会被诊断患有精神心理障碍。最常见的诊断是抑郁，特有的精神分裂样改变，广泛发育障碍，个性退缩和焦虑。

社会交往能力低下 个性害羞和退缩，有着奇怪的交流方式和怪癖。

4.脆性X综合征的诊断

脆性X综合征的临床表现多种多样，性格、心理及精神方面的改变也不完全相同，况且有的病例的临床症状并不十分典型，单靠临床表现很难做出诊断，实验室检查不仅为及早明确诊断提供了可靠的依据，还可以进行携带者的诊断和产前诊断，及家系调查和群体普查。

（1）细胞学技术检测

以细胞学技术检测X脆性位点是一种形态学的检测方法，但准确性和敏感性不是很高。基因检测虽然是诊断FXS的主要手段，但是基因检测不能完全替代染色体检测，因为随着研究的深入，脆性X染色体不仅只是与脆性部位FRAXA有关，而且与原来认为是普通脆性部位的FRAXE也相关。近来又表明FRAXF部位似乎也与脆性X染色体有关，而目前只能检测与FRAXA相关的FMR-Ⅰ基因的突变，所以只进行基因检测容易漏诊。

（2）DNA检测

DNA印迹技术可以检测出前突变、嵌合体、全突变及大片段的缺失，但对较小片段的前突变和缺失则效果较差，聚合酶链式反应（PCR）则适合于检测重复数小的前突变，但不能检测甲基化。

5. 脆性X综合征的辨别

与其他伴有智力障碍、特殊面容的遗传性疾病相鉴别，主要依靠实验室检查鉴别诊断。

（1）与唐氏综合征的辨别

唐氏综合征外貌显示表情呆滞、眼距宽、眼裂小、两眼裂外侧上斜、鼻梁低平、腭弓高、口半张、舌常伸于口外、流涎多。除面容外，手指短、小指内弯、双侧通贯手（即手掌心中的横形纹不分岔而直通连）等。常伴有先天性心脏病、体格及智力发育迟缓。

（2）与猫叫综合征的辨别

猫叫综合征为体细胞内第5号常染色体短臂部分缺失所引起。婴幼儿期哭声似猫叫，特殊面容为头小、脸圆、眼距宽、外眼角下斜、塌鼻梁、耳位低、小下颌，还有通贯手，生长发育迟缓，智力障碍严重。

（3）与黏多糖病的辨别

黏多糖病为黏多糖代谢障碍的一组遗传病，具有丑陋面容，头颅大而呈舟形，前额和两侧颞部突出，颞部发际边缘低，发密粗而直、浓眉、眼距宽、鼻梁低、鼻孔大略上翻、唇厚、张口、舌体大常伸出口外、齿楔形而间距大、颈短、下颌小，角膜混浊，从而影响视力，智力迟滞呈渐进性。

（4）与海洋性贫血的辨别

海洋性贫血常染色体遗传病。由于骨髓增生髓腔增宽，面颊骨及颅骨增大，逐渐出现典型的面容，头大、额骨隆起、颧骨高出、鼻梁低平、两眼距增宽、面部表情呆滞，生长发育迟缓，智力退化。

（5）与呆小病的辨别

呆小病其特殊外貌为头大、前囟大而囟门闭合较晚、出牙延迟、牙小而稀，因皮下组织有黏液性水肿、面部呈水肿样、鼻梁低、眼距宽、眼裂窄、眼睑肿、唇厚、舌大且厚、常伸出口外、流涎、表情呆滞、毛发枯黄而稀疏、皮肤粗糙发干。由于生长发育迟缓，故动作笨拙，智力障碍。

（6）与脑积水的辨别

脑积水面容有特殊表现，儿童头不能直立，前额向前突出，眼球向下转，上部眼巩膜暴露，呈太阳落山的样子，头皮静脉粗而暴起，前囟扩大而饱满，颅缝裂开，眼球有震颤或斜视，视力减退或消失。头骨与面骨发育不成比例，显出头大而面小，由于脑皮质受压变薄而导致智力障碍。

（7）与头小畸形的辨别

头小畸形，乃指其头围小于同年龄同性别的平均值，2岁时头围在42cm以下。前囟小而近于关闭，面部发育正常而前额及两颞骨向上倾斜，枕部平坦，头颅部显得更小而顶部尖，脑发育受限而导致智力障碍。

6. 怎样治疗脆性X综合征

本病为X连锁显性遗传性病，尚未有效治疗方法。

（1）学龄前儿童的个性化治疗

帮助患儿达到其最大的潜能：大多患儿可从医学和特殊教育团队治疗中获得帮助。这个团队的成员包括语音训练师、生理治疗师、职业病治疗师、特殊教育者、心理治疗师及儿科医生等。接受常规儿科护理，包括免疫接种。另外，应在检查过程中评估眼睛疾病、外表异常、浆液性耳炎、二尖瓣脱垂、癫痫发作和巨睾丸症等问题。

一些患儿可通过其行为特征，采用某些药物治疗而获得帮助和改善，以便能更好地学习。常用的药物是抗抑郁药、刺激性药物及抗狂躁药。对全突变脆性X染色体的患儿采取的干预措施应针对各种认知、交流和行为损害，可采用结构化学习环境和行为管理措施治疗多动和刻板行为。

（2）**药物治疗**

临床上使用叶酸治疗本病，叶酸能通过二氢叶酸还原酶使脱氧胸苷－磷酸增加，可使多动、孤独、注意力涣散、不协调运动等有改善，对智力障碍无效。在叶酸治疗好转的过程中，如果应用叶酸代谢阻抑剂时，可使症状恶化，停止应用阻抑剂后再度改善。对叶酸治疗也有争议，对成年患者无效。

7. 脆性X综合征的预后怎么样

本病对生命无明显危害。

脆性X综合征是一种新认识到的疾病，长远的结局仍不清楚。有脆性X前突变的个体通常不出现临床症状，但是全突变男性伴有精神发育迟滞，往往需要帮助。此外，由于交流障碍、行为问题及社交技能差，往往不能独立生活。全突变女性长期面对的最主要问题是精神问题，在轻度认知损害基础上合并的害羞和社会焦虑会明显干扰她们的独立性。

因为携带有部分基因变异的女性绝经期开始较早，所以增加了骨质疏松症发生的危险性。

8. 怎样预防脆性X综合征

FMR I 基因作为脆性X综合征发病基础已得到证实，可建立一种特异性更高和成本较低的血液检验（寻找脆性X的DNA试验），在全突变和前突变者血液中探测出CGG三核苷酸重复序列的扩张率，这种检查方法用于产前诊断。还可通过检测FMRP及探查全突变个体血液抗体的方法来筛查脆性X综合征新生儿。

（四）先天性甲状腺功能减退症

先天性甲状腺功能减退症（congenital hypothyroidism，也称先天性甲减），是由于患儿甲状腺先天性缺陷或因母孕期饮食中缺碘所致，前者称散发性甲状腺功能减退症，后者称地方性甲状腺功能减退症。其主要临床表现为体格和智力发育障碍。是儿童常见的内分泌疾病。

1. 先天性甲减是什么原因造成的

甲状腺的主要功能是合成甲状腺素（T4）和三碘甲状腺原氨酸（T3）。甲状腺激素的主要原料为碘和酪氨酸，碘离子被摄取进入甲状腺上皮细胞后，经一系列酶的作用与酪氨酸结合。

甲状腺素的合成与释放受下丘脑分泌的促甲状腺素释放激素（TRH）和垂体分泌促甲状腺激素（TSH）控制，而血清中T4可通过负反馈作用降低垂体对TRH的反应性，减少TSH的分泌。

甲状腺素加速细胞内氧化过程；促进新陈代谢；促进蛋白质合成，增加酶活性；增进糖的吸收和利用；加速脂肪分解氧化；促进钙、磷在骨质中的合成代谢；促进中枢神经系统的生长发育。

当甲状腺功能不足时，可引起代谢障碍、生理功能低下、生长发育迟缓、智力障碍等。

先天性甲状腺功能减退症的主要原因是甲状腺不发育或发育不全，与体内存在抑制甲状腺细胞生长的免疫球蛋白有关；其次为甲状腺素合成途径中酶缺陷（为常染色体隐性遗传病）；促甲状腺激素缺陷与甲状腺或靶器官反应低下所致者少见。目前继发感染致甲状腺功能减退者增多。

2. 先天性甲减有哪些表现

（1）新生儿期的典型表现

多数先天性甲减患儿在出生时并无症状，因为母体甲状腺素（T4）可通过胎盘，维持胎儿出生时正常T4浓度中的25%~75%。新生儿期该症症状出现的早晚及轻重与甲减的强度和持续时间有关，约有1/3患儿出生时体重大于适龄胎龄儿、头围大、囟门及颅缝明显增宽，可有暂时性低体温、低心率、极少哭、少动、喂养困难、易呕吐和呛咳、觉多、淡漠、哭声嘶哑、胎便排出延迟、顽固性便秘、生理性黄疸期延长、体重不增或增长缓慢、腹大，常有脐疝、肌张力减低。由于周围组织灌注不良，四肢凉、苍白、常有花纹。额部皱纹多，似老人状，面容臃肿状，鼻根平，眼距宽、眼睑增厚、睑裂小、头发干枯、发际低、唇厚、舌大，常伸出口外，重者可致呼吸困难。

（2）儿童期的典型表现

特殊面容表现为塌鼻、眼距宽、舌厚大常伸出口外、表情呆滞、面容浮肿、皮肤粗糙、干燥、贫血貌。面色苍黄，鼻唇增厚，头发稀疏、干脆、眉毛脱落。

智力发育迟缓，神经反射迟钝，言语缓慢，发音不清，声音低哑，多睡多动。表情呆滞，视力、听力、嗅觉及味觉迟钝。有幻觉、妄想，抑郁、木僵，昏睡，严重者可精神失常。

生长发育落后，骨龄落后，身材矮小，四肢短促，身体上部量大于下部量，行动迟缓，行走姿态如鸭步。牙齿发育不全。性发育迟缓，青春期延迟。

可有便秘，全身黏液性水肿状，心脏可扩大，可有心包积液。

可有骨痛和肌肉酸痛，肌张力增高。

因胎儿期缺碘而不能合成足量的甲状腺激素，严重地影响到中枢神经系统的发育。儿童期临床表现主要有两种：一种以神经系统症状为主，出现共济失调、痉挛性瘫痪、聋哑和智力障碍，而甲状腺功能减退的其他表现不明显；另一种以黏液性水肿为主，有特殊的面容和体态，智力发育落后而神经系统检查正常。

3. 如何诊断与辨别先天性甲减

由于先天性甲减发病率高，在生命早期对神经系统功能损害重且其治疗容易、疗效佳，因此早期诊断、早期治疗至关重要。

（1）新生儿筛查

在《中华人民共和国母婴保健法》中，已将本病列入筛查的疾病之一。目前多采用出生后2~3天的新生儿干血滴纸片检测TSH浓度作为初筛，结果大于20mU/L时，再检测血清T4、TSH以确诊。该法采集标本简便，假阳性和假阴性率较低，故为患儿早期确诊、避免神经精神发育严重缺陷、减轻家庭和国家负担的极佳防治措施。

（2）血清T4、T3、TSH测定

任何新生儿筛查结果可疑或临床可疑的患儿都应检测血清T4、TSH浓度，如T4降低、TSH明显升高即可确诊。血清T3浓度可降低或正常。

（3）TRH刺激试验

若血清T4、TSH均低，则疑TRH、TSH分泌不足，应进一步做TRH刺激试验：静注TRH 7μg/kg，正常者在注射20~30分钟内出现TSH峰值，90分钟后回至基础值。若未出现高峰，应考虑垂体病变；若TSH峰值出现时间延长，则提示下丘脑病变。

（4）X线检查

做左手和腕部X线片，评定患儿的骨龄。患儿骨龄常明显落后于实际年龄。

（5）核素检查

采用静脉注射 99m_Tc后以单光子发射计算机体层摄影术（SPECT）检测患儿甲状腺发育情况及甲状腺的大小、形状和位置。

根据典型的临床症状和甲状腺功能测定进行诊断。但在新生儿期不易确诊，应对新生儿进行群体筛查。

4. 如何辨别先天性甲减

（1）与先天性巨结肠患儿的辨别

先天性巨结肠患儿出生后即开始便秘、腹胀，并常有脐疝，但其面容、精神反应及哭声等均正常，钡灌肠可见结肠痉挛段与扩张段。

（2）与唐氏综合征患儿的辨别

唐氏综合征患儿智力及动作发育落后，但有特殊面容：眼距宽、外眼角上斜、鼻梁低、舌伸出口外，皮肤及毛发正常，无黏液性水肿，常伴有其他先天畸形。染色体核型分析可鉴别。

（3）与佝偻病患儿的辨别

佝偻病患儿有动作发育迟缓、生长落后等表现。但智力正常，皮肤正常，有佝偻病的体征，血生化和X线片可鉴别。

（4）与骨骼发育障碍的辨别

骨骼发育障碍的疾病如骨软骨发育不良、黏多糖病等都有生长迟缓症状，骨骼X线片和尿中代谢物检查可鉴别。

5. 如何治疗先天性甲减

（1）胎儿先天性甲减的治疗

由于羊水周转快，且T3、T4很容易被胎儿吸收，故对产前检查可疑先天性甲减胎儿，可行羊膜腔内注射T4或者T3进行治疗，或直接给先天性甲减胎儿及体内注射甲状腺激素。

（2）甲状腺激素替代治疗

甲减一经确诊，应立即开始中西结合治疗，治疗越早对脑发育越有利，并须足量足疗程治疗，即使怀孕也不例外。治疗开始之后，应定期复查血中甲状腺激素及TSH。开始每周查一次，血中激素水平达到正常范围之后，每3个月复查一次；病情稳定后，6个月至1年复查一次。每年必须检查，观察骨龄的发育。在治疗过程中，要注意观察孩子的精神状况，一般中药治疗2～3周后即可出现食欲增加，语言和活动增多，便秘改善、尿量增加。在治疗一段时间后，有些患儿必须排除暂时性甲减，一般在持续用药1个月至数月后，暂时停药观察T3、T4及TSH水平变化，若T4、TSH在正常水平则为暂时性甲减，则可停药；若T4水平低、TSH水平高则为永久性甲减，应继续治疗。

甲状腺发育不良者需治疗时间更长。在治疗过程中，由于孩子生长发育迅速，还应及时补充营养物质，如钙片、铁剂、维生素C、维生素A、维生素D、B族维生素等。有家族性酶缺陷引起的先天性甲减要补充碘。

先天性甲减的预后与开始治疗的年龄密切相关。诊断愈早、治疗愈早、预后愈好。如果在出生后3个月治疗者，74%患者智商在90以上。出生后4~6个月治疗者，33%患者智商在90以上，但约15%患者可留下不可逆的脑损伤后遗症，其与甲减的类型、发病的时间及持续的时间等因素有关。关键的是早期诊断甲减，就应及时采用药物治疗，包括中药治疗等。早期确诊和尽早治疗的目的，是尽可能地减少对脑发育的损害。先天性甲减应终身服用甲状腺制剂，不能中断，否则前功尽弃。饮食中应多补充富含蛋白质、维生素及矿物质等食物。

特别提示

早诊断、早治疗

如果出生后3个月内开始治疗，预后较佳，智力绝大多数可达到正常水平；若未能及早诊断，到6个月后才开始治疗，虽然给予甲状腺素可改善生长状况，但是智力仍会受到严重损害。

---

6. 先天性甲减患儿的护理措施

（1）注意保暖、防止感染

患儿因基础代谢低下，活动量少致体温低而怕冷，加之患儿机体抵抗力低，易患感染性疾病。注意室内温度，适时增减衣服，避免受凉。勤洗澡，防止皮肤感染。避免与感染性或传染性疾病患儿接触。

（2）保证营养供应

向家长介绍病情，指导喂养方法。对吸吮困难、吞咽缓慢者要耐心喂养，提供充足的进餐时间，必要时用滴管喂奶或鼻饲。经病因治疗后，患儿代谢增强，生长发育加速，故必须供给高蛋白、高维生素、富含钙及铁剂的易消化食物，保证生长发育所需。

（3）保持大便通畅

向家长解释预防和处理便秘的必要措施，如为患儿提供充足液体摄入量；早餐前半小时喝1杯开水，可刺激排便；并顺着肠蠕动方向按摩腹部数次，增加肠蠕动；适当引导患儿增加活动量，促进肠蠕动；养成定时排便习惯，必要时使用大便软化剂、缓泻剂或灌肠。

（4）加强训练

加强训练，促进生长发育，做好日常生活护理。患儿智力发育差，缺乏生活自理能力。把本病的知识教给患儿及家长，以取得合作，并增强战胜疾病的信心。通过各种方法增强智力。体力训练，以促进生长发育，使其掌握基本生活技能。对患儿多鼓励，不应歧视。

（5）坚持服药

坚持服药，注意观察药物的反应。对家长和患儿进行指导，使其了解终身用药的必要性，以坚持用药治疗。对治疗开始较晚者，虽智力不能改善，但可变得活泼，改善生理功能低下的症状。甲状腺制剂作用较慢，用药1周左右方达最佳效力，故服药后要密切观察患儿食欲、活动量及排便情况，定期测体温、脉搏、体重及身高。用药剂量随患儿年龄增加而加大。用量小疗效不佳，过大可导致甲亢，代谢增强，造成负氮平衡，并可促使骨骼成熟过快，导致生长障碍。药物的副作用，轻者发热、多汗、体重减轻、神经兴奋性提高。重者呕吐、腹泻、脱水、高热、脉速、甚至痉挛及心力衰竭。此时应立即复诊，及时酌情减量，给予退热、镇静、供氧、保护心功能等急救护理。

（6）重视新生儿筛查

本病在遗传、代谢性疾病中的发病率最高。一经早期确诊，在新生儿出生后1～2个月内即开始治疗，可避免遗留神经系统功能损害。

第四章 儿童智力障碍的诊断与辨别

【案例】

一个初秋的夜晚，小俊在大家的期盼中呱呱坠地了。当医生把刚出生的小俊抱到妈妈邱女士的面前时，小俊的小嘴巴不停地吮吸着手，显得可爱极了。儿子的出生乐坏了初为人父的何先生，何先生激动得说不出话来，只在一旁傻傻地笑着……

那段时间邱女士一直沉浸在初为人母的喜悦中，然而幸福就像昙花一现，总是那么的短暂。小俊出生还没几个月，突然高烧不退，夫妇俩紧张地连夜送儿子到儿科医院，医生在给儿子治疗的同时提醒邱女士："孩子的智力发育有问题，为安全起见，建议给孩子做个全面的检查！"听到这句话，邱女士立刻警觉起来，她一直觉得很奇怪，别的小孩出生没多久就会笑了，而自己儿子3~4个月才有笑的表情，而且表情呆滞。更奇怪的是，儿子的啼哭也很与众不同，从刺激到引起啼哭的时间长，有时需反复刺激或持续刺激才能引起啼哭，而且哭声细小无力。"难道儿子真的有病？"邱女士的内心不禁颤了一下。

即使如此，邱女士依旧不愿意或不敢带孩子去医院检查，怕检查的结果会让她承受不住，更怕会让老公失望。就这样过了两年，孩子的异常越来越明显，还不会说话，连笑容都很少，走路也常摔跤。邻居们都在背后议论纷纷，这让何先生很生气。为了消除心中的顾虑，更为了给孩子讨个说法，何先生特地带孩子到医院检查。没想到医生的诊断结果是，孩子属于重度智力障碍，不及时治疗，孩子很可能会失去自理能力。

听了医生的一席话，何先生立刻瘫坐在那里，他不曾想到，他的儿子居然会是个弱智。

一、儿童智力障碍的诊断

（一）一般性诊断内容

1. 详细询问病史

（1）**出生史**

孕期是否为早产或过期产，生产方式如何，出生体重怎样，如是否为低体重儿。出生后有无窒息，有否产伤、颅内出血、重度黄疸及先天性畸形等。

（2）**家族史**

应了解父母是否为近亲婚配家族中有无盲哑癫痫脑性瘫痪先天性畸形MR和精神病患者。

（3）**母亲妊娠史**

询问母亲妊娠早期有无病毒感染流产出血损伤，是否服用化学药物接触毒物射线，是否患有甲状腺功能低下、糖尿病及严重营养不良，有无多胎、羊水过多、胎盘功能不全、母婴血型不合等。

（4）**生长发育史**

儿童感知、运动、语言和人际沟通的发展史等，尤其是主要能力出现的时间，包括神经精神发病如抬头、坐起、走路等大动作开始出现的时间，用手指拣出细小玩具、日常用品等精细动作的完成情况，喊叫爸爸妈妈，听懂讲话等语言功能的发育状态，以及取食穿衣、控制大小便等其他智力行为表现。

（5）**疾病史**

有无颅脑外伤、出血、中枢神经系统感染或全身严重感染、惊厥发作等。

（6）其他有关社会因素

如家庭经济状况、养育者精神状态、养育方式、早期社会心理剥夺或虐待、与养育者分离等。

2. 全面体格检查

包括一般观察和详细的体格检查及神经系统检查。

一般观察可提供与儿童年龄相适应的玩具或游戏方式，消除儿童的紧张情绪，观察儿童的行为表现以及与家庭成员间的关系。

体格检查要求儿童暴露全身皮肤，如观察有无牛奶咖啡斑、皮下结节等。腹部检查主要了解肝、脾情况，以提示是否存在代谢性疾病。

脊柱检查有助于判断发育不良，头围测量可初步了解是否存在脑积水、小头畸形等异常。

神经系统检查包括脑神经检查、瞳孔、躯干对称性、肌张力、肢体运动、神经反射、有无特殊姿态等。

3. 必要的实验室检查

根据病史及体检结果，选择必要的实验室检查。

若有围生期窒息史，需进行颅脑磁共振成像检查。

怀疑有遗传综合征的需检测染色体，对存在遗传代谢性疾病家族史、父母近亲、发育停滞或倒退以及存在可疑体征的儿童，需进行代谢筛查，包括血气、血氨、长链脂肪酸、尿有机酸、肝功能等。

听觉诱发电位用于排除听力障碍。

必要时可做视力检查、眼底检查及视野检查。

疑有周围神经肌肉病变时进行肌电图检查，而存在发作性痉挛怀疑癫痫需进行脑电图检查。对怀疑有铅中毒或营养缺乏的儿童可进行血液检查。

4. 常用的智力测试方法

很多孩子因为说话晚，独立行走也比同龄孩子晚，所以家长担心是否有智力障碍。对于这些父母来说，可采用测试智商的方法，及早地了解孩子的发育情况，解除某些不必要的忧虑。倘若孩子的智力有问题，则应帮助孩子尽早地矫治，充分发挥"父母是人生第一老师"的职能，以求获得较好的治疗效果。

在婴幼儿期，常常用发育商数（developmental quotient，DQ）以评估0~3岁儿童的发育水平，常用的量表如下。

（1）格塞尔发展量表

根据对婴幼儿发育全过程特点的系统观察，认为：①婴幼儿的发育是一个有次序的过程，反映了婴幼儿神经系统的不断完善和功能的成熟，可把每个阶段的成熟行为模式作为智能诊断的依据，对婴幼儿智能发育作出评价。②成长和功能的分化，可以把每个成熟阶段的行为模式作为智能诊断的依据。

婴幼儿的行为发育系统的建立，主要从四方面对婴幼儿进行测查：一为动作，分粗动作和细动作；二为顺应，测查婴幼儿对外界刺激物分析综合以顺应新环境的能力；三为言语，即听、理解语言和语言表达的能力；四为社会应答，指与周围人们的交往能力和生活自理能力。

将婴幼儿在这四个方面的表现与正常儿童的发展顺序对照，可分别得到在每一方面的成熟、早熟以及发育商数。由于发育商数提供了发育速率的指标，因此对临床诊断有相当大的价值。

此量表不但在国际上得到广泛应用，而且成为编制婴幼儿测验的基础，后来许多婴幼儿量表的项目都是建立在格塞尔发展量表的基础之上。

动作能分为粗动作、细动作。粗动作如姿态的反应、头的平衡、坐立、爬走等能力；细动作如手指抓握能力。这些动作能构成对婴幼儿成熟程度估计的起点。

应物能是对外界刺激物的分析和综合的能力，是运用过去经验解决新问题的能力，如对物体、环境的精细感觉。应物能是后期智力的前驱，是智慧潜力的主要基础。

言语能反映婴幼儿听、理解、表达言语的能力，其发展也具备一定的程序。

应人能是婴幼儿对现实社会文化的个人反应，反映其生活能力（如大小便）及与人交往的能力。

这4种能力对于每个时期的儿童都有相应的行为规范，正常儿童的行为表现在这4个方面应当是平行、相互联系并彼此重叠的。

婴幼儿在4周、16周、28周、40周、52周、18月、24月、36月龄时，行为上出现特殊的质的飞跃，这些新行为反映其生长发育到达了新的阶段，故将这些阶段称为"枢纽龄"，并对每个枢纽龄的4种能力作了描述，确立了63个项目，以此作为检查的项目及诊断标准，从而建立8个分量表。

根据婴幼儿的年龄对其实施相应的诊断，具体项目参见8个分量表。一般对4~16周龄婴幼儿从仰卧位开始，28周龄以上婴幼儿可从坐式场面开始。需要注意的是，该发展量表需要完整的记录，如记录体格检查表、家长谈话（与发展量表项目相对应），在对儿童进行行为观察后，必须及时、详细地记录在婴幼儿智能检查表上，最后综合分析所有资料，评估智能。评估时应当分别对4个领域进行计算，从而得出4个方面的DQ：发育商数，若低于65~75，则表明有严重的落后，又如婴幼儿阶段应物能发育商数低于85，表明机体存在损伤。可见，发育商数在临床工作上很有价值。

（2）**丹佛智能筛选测验**

丹佛智能筛选检查方法（简称DDST），适用于从出生到6岁的儿童，共105个项目，其中个人–社会行为（23项）、精细动作–适应性（29项）、语言能（21项）、大动作（32项）四大领域，可早期发现儿童存在发育迟滞或异常。DDST

测试异常的常见原因有出生窒息、早产、双胎、低体重、新生儿高胆红素血症、颅内出血等。通过探讨其相关因素，可为预防提供依据，以便对可疑者做进一步的诊断性检查。

在中国，DDST已经过多次修订，并进行了国内标准化。先前，儿科或儿童健康科专业人员，在利用DDST对儿童进行评估时，多用纸制量表、手工操作，即按照实足年龄划线，逐项进行测试后，再进行手工记分与评估。近年来，对DDST的编制采用计算机编程，实现了DDST操作的自动化。

使用者在操作前，必须熟悉操作手册的各项内容，才能掌握准确的测试方法，做到对测试对象的正确评估。

DDST测验表提出105个要求或项目。成绩要求范围处于从出生到6岁年龄间，这些项目在测验表分别安排于4个能区：一为个人-社会（应人能），这些要求提示患儿对周围人们应答能力和料理自己生活的能力。二为精细动作-适应性（应物能），这些要求提示患儿看的能力，和用手摘物和画图的能力。三为言语，这些要求提示患儿听、理解和语言的能力。四为大运动，这些要求提示患儿坐、行步和跳跃的能力。

测验表顶边线和底边线划有年龄刻度，从1～24月龄及2.5～6岁。

105个测验项目，每个用横条代表，安插在年龄刻度间，提示正常儿童25％、50％、75％及90％能完成该项目。

DDST是属筛选性的，并非智力商数（IQ）测定，对患儿目前和将来适应环境能力和智力高低并无预言作用。

DDST可提醒医疗或保健工作者正确对待各种发生的问题，但DDST并不能提示诊断名称。例如，学习困难、言语障碍或情绪紊乱。DDST不能代替诊断性评价或体格检查。

为了保证结果有效起见，检查者必须经严格训练；测定方法必须按照规定标准；所用工具也应按照规定配置。

（3）绘人智能测验

绘人智能测验是一种能引起儿童兴趣的、简便易行的智能测验方法，已得到广泛的应用。

绘人测验目的

绘人测验目的是了解儿童的认识水平和适应能力。绘人测验是测定儿童智能的成熟程度，而不是测定个性、品质和天才。儿童在绘人作品中，表现出注意力、记忆力、观察力、想象力和创造力，以及空间知觉和方位知觉，体现出儿童智能由具体形象思维向抽象逻辑思维的发展，亦可以看出儿童绘画的技能和手眼协调等精细动作的发展。

绘人测验只令儿童画一个人像，无须任何指导语，因此，所得到的结果比较真实，不受测验者的语言、行为等外界因素的干扰，而且儿童喜欢画画，通过他们感兴趣的活动方式来测查智力，儿童不会感到紧张和疲劳，在轻松愉快的气氛中表现出内在的实际智力水平。

本测验仅适用于有绘画技能的儿童，而且只能反映儿童的一种特殊能力。对不会绘画的儿童不能用这一测验结果评价其智能水平，对绘画水平较高或较低的儿童评价时应慎重。故绘人测验有一定的局限性。在评价时，还要与儿童的平常行为表现结合起来，必要时，用其他智能测验方法进行复查。

绘人测验方法

可采用个人测验或集体测验：①个人测验可以了解受试者绘画时的情况、意图、感情及其对事物的认识能力。②集体测验可省人力、省时间。为了研究儿童智力发展水平，可做大面积筛查用。

绘人测验年龄：为4～12岁儿童，在试验前要各儿童搞好关系，尽量消除儿童的紧张情绪，争取合作，使儿童在轻松愉快的环境中完成试验。

绘人测验用具：一张16开白纸、一只铅笔及一块橡皮。

绘人测验要求：主试对被试儿童说："我要求你画一个全身的人，可画任何一种人，但必须是全身的。""可以画男人或女人，男孩或女孩，都可以。"

注意不要让被试画机器人，动画片里的人或唱戏跳舞的人，防止被试模仿墙上的肖像或书刊杂志封面上的人像。

绘人测验时间：多数儿童在10～20分钟内可完成，快的可在5～10分钟完成。

绘人评分方法：采用50分评分方法进行评定。由于儿童绘人作品表现千姿百态，在评分时，有的项目可参考绘人评分标准的图解实施，以求统一。然后换算为智商。

（4）中国比内智力测验

中国比内智力测验由我国心理学家对比奈-西蒙智力量表、斯坦福-比奈智力量表（Stanford-Binet scale）进行多次修订后而成，由8个项目组成，一般只需20分钟即可测定。

该测验共有51个项目，从易到难排列，每项代表四个月智龄，每岁三个项目，测验年龄为2～18岁。在评定智商中，采用离差智商的计算方法。此测验必须个别实施，并且要求主试必须受过专门训练，对量表相当熟悉且有一定经验，能够严格按照测验手册中的指导语进行施测。

此外，考虑到教育、医疗部门对智力测验的实际需要，又编制了《中国比内测验简编》（简称"简编"），仍由8个项目组成。

测试材料

本测验共包括51个试题，从易到难排列，均印在测验指导手册上，并准备下列必备的测验材料：两个5cm×8.25cm的长方形（最好用卡片纸），把其中一个剪成两个三角形；黑色（或灰色）纽扣13个；三张卡片分别写上桌子、饼、老鼠、汽车、工人、河，妈妈、老师、我；10cm见方白纸若干张（每人用一张）；五张卡片分别写上爱、残暴、光荣、狡猾、隆重；剪刀一把；铅笔两支；橡皮一块；小草稿纸若干张；跑表一只；记录纸若干份（每人一份）。

适用范围：本测验适用于2～18岁被试者，农村和城市被试共用一套试题。

施测步骤

A. 测验开始之前，要了解受试者情况，并在记录纸上填写完整并签名。

B. 施测时，先根据被试者的年龄从测验指导书的附表中查到开始的试题，如2～5岁儿童从第一题开始作答，6～7岁儿童从第7题开始作答等，然后按指导书的实施方法进行测验。

C. 对照记录纸，逐题熟读指导语，要求能在指导被试做每个试题时，自然而准确地说出各题指导语，至少能边读边说，不至于张口结舌或自行编造。

D. 被试者连续有5个题不通过时，停止测验，并要始终给予鼓励，如说："很好，就到这儿吧，谢谢你"等。

测验的记分

A. 通过1题记1分。各试题均有答案标准，有的是唯一正确答案，有的则是代表性答案，凡符合该答案涵义的答案，即使语句与它不同，也是可以通过的。

B. 将被试者答对若干试题的分数，加上承认他能通过的试题的分数，即"补加分数"，便得到测验的总分。

C. 根据受试者的实足年龄和总分，从指导书的智商表中即可查到相应的智商。实足年龄的计算是用测验的年、月、日减去出生的年、月、日，结果计算精确为"几年几月"，凡超过15天或整15天的日数按一月计，不足15天的一律不计。

（5）韦克斯勒儿童智力量表

《韦氏幼儿智力量表（WPPSI）》已由北京师范大学修订，于2008年开始由北京师范大学正式发行新版本，适用于4～6岁儿童，是目前使用最为广泛的智力测验工具。

韦氏儿童智力量表的测试内容，主要包括2个分量表和11个分测验。

言语量表

常识，回答涉及不同方面知识的问题，测查一般知识兴趣及长时记忆的能力。

领悟，回答有关社会价值观念、社会习俗的理由等问题，测查对社会适应程度，尤其对伦理道德的判断能力。

算术，心算加、减、乘、除运算，测查心算、注意力和短时记忆能力。

分类，在三个或四个事物中找出一个最不相同的，并说明其理由，测查抽象和概括能力。

背数，背诵数字，包括顺背和倒背一系列数字，测查注意力和短时记忆力。

词汇，解释一些词义，测查词汇解释、言语表达和长时记忆等能力。

操作量表

译码，采用的是图形-符号形式，按照符号指令填写相应的符号，测查学习新联想的能力、手眼协调能力、注意力及短时记忆力等。

填图，指出图画中缺失的名称和所在部位，测查视觉辨认能力和对组成物体要素的认知能力等。

积木，用有色的木块拼出规定的平面图案，测查空间关系、空间结构和视觉-运动协调能力等。

图片排列，将一些打乱的图片重新排列，使其成为有意义的故事，测查部分与整体和逻辑联想能力等。

拼图，将一图形的碎片复原，测查想象力、利用线索能力和手眼协调能力。

（6）贝利（Bayley）发育量表

该量表为现代常用的婴幼儿发育量表之一，适用于评估2月龄～2岁半婴幼儿的智力发育水平，可确定婴幼儿智力发育迟滞或偏离正常水平的程度，并可为制定相应的早期干预措施提供依据。评估婴幼儿智力发育水平相对较全面和精确，但不用于预测其未来的智力或行为。实施方法较复杂，需专业培训。

该量表由三部分组成：①心理量表有163个项目，如对铃声的反应、用言语表达要求、用棍子够取玩具，测查感知觉准确性、言语功能、记忆和简单的解决问题能力等方面心理功能；②运动量表包含81个项目，如行走拾物等，测查粗大和精细运动能力；③婴幼儿行为记录有30个项目，观察记录儿童在测查过程中表现出的协作性、胆怯、紧张和注意力等行为。

每个条目分为通过和未通过二级评分，将各量表的条目通过数累加得粗分，进一步查出对应的标准分或发展指数（以100分为均数，16为标准差）。

从心理量表得到心理发育指数（MDI）；运动量表得到精神运动发育指数（PDI），据此判断儿童智力发育的水平和偏离常态的程度。

（7）CW-70儿童智力测验

由国外有关智力测验修订而成，共有70个项目。其内容包括常识、算术、类比、词汇、理解、积木、推理、填空等，如"喇叭是用来吹的，书是用来____的：A.玩、B.阅读、C.音乐、D.词汇、E.放松精神"；"汽车与轮子的关系，正如马与____的关系：A.腿、B.尾巴、C.奔驰、D.马车、E.驾驶"等。

指导语

A.下面的测试题将对你的智力水平进行一次全面的检查，并可帮助你了解自己的学习潜力。

B.做本测验试题有时间限制，你必须尽快做，不要在某道题上花太多的时间，以免超过规定的时限，影响成绩的真实度。时间为45分钟。

C. 本测验中的每道试题都是自我解释性的问题，请根据各题型的特点在括号中填入选择项代号、"是"或"否"及所要求的具体内容。

问卷项目举例

1) 喇叭是用来吹的，书是用来（   ）的：

A.玩　　B.阅读　　　C.音乐　　　　D.词汇　　　　E.放松精神

2) 汽车与轮子的关系，正如马与（   ）的关系：

A.腿　　B.尾巴　　　C.奔驰　　　　D.马车　　　　E.驾驶

3) 下面的数列，紧接着出现的应是（   ）

3，9，15，21……

4) 物价管理员早晨通知商店，牙刷应减价10％。中午发现该减价的是皮鞋而非牙刷，便又通知皮鞋减价10％，牙刷提价10％，那么，牙刷是否恢复了原价？　　　　　　　　　　　　　　　　　　　　　　　（   ）

5) 1，2，3，4，5，6，7，8，9，10，11，12，13，14，15，16。在6前面那个数之后的第七个数是哪个数？　　　　　　　　　　　（   ）

6) 下面的词能组成一个句子。若句子意思是对的，括号中填"是"；句子意思错，填"否"：　　　　　　　　　　　　　　　　　　　（   ）

烧　　木头　　不能　　干的

7) 平平的桌面上放4个汽水瓶盖，你能使每两个瓶盖间距离都相等吗？　　　　　　　　　　　　　　　　　　　　　　　　　　　（   ）

8) 下面数列中，哪个数字会紧接着出现？　　　　　　　　　（   ）

1，3，5，7……

9) 下面的词能成句，如句子意思是对的，括号中填"是"；错则填上"否"：　　　　　　　　　　　　　　　　　　　　　　　　　（   ）

球棒　　用来　　打棒球　　是　　的

10) 粗心大意是指：　　　　　　　　　　　　　　　　　　（   ）

A.疏忽　　　B.谨慎　　　C.无关紧要　　　D.仔细

5. 行为评定方法

（1）AAMD适应行为量表

美国智力障碍协会适应行为量表系美国智力障碍协会（AAMD）主持编制，于1969年提出的适应行为量表（ABS）。分两式，一式适用于13岁以下年龄儿童，一式适用于13岁以上年龄的人。量表分两部分。第一部分是综合了Leland等于1967年制定的量表，补充了一些项目；第二部分是新增加的，评定精神发育迟滞（MR）者的不良行为。前者包括10个方面，后者包括14个方面，适应能力划分为6个水平。

AAMD适应量表的主要内容来源

第一部分

独立功能：饮食技能、大小便、个人卫生、仪表、穿戴管理、穿衣和不穿衣、运动、一般独立功能。

身体发展：感觉发展、运动发展。

经济活动：理财、购物技能。

语言发展：谈和写、理解语言、一般言语发展。

数与时的概念。

职业——家庭的清扫、炊事、一般家务。

职业——一般的。

自我定向：运动的、始动性、持续性、计划和组织、自我定向（一般的）。

责任感。

社会化。

第二部分

暴力和破坏行为	反叛行为
反社会行为	不能信赖的行为

脱离环境	自残行为
刻板行为和古怪姿态	活动过多倾向
不恰当的人际态度	性变异行为
不恰当的声响习惯	精神障碍
不能为人接受的或古怪习惯	药物滥用

AAMD提出的适应水平

根据评定结果，可将适应能力分为6个水平。

水平1：在低的竞争环境中有一定能力，但在个人事务管理上要有某些支持和监督。

水平2：在部分竞争或在竞争环境中具有有效的社会和经济功能。

水平3：在无竞争或受保护的环境中具有有限的社会和经济功能。

水平4：对有限的环境刺激和人际关系有反应，生计需要监督，在有帮助的情况下过机械的生活。

水平5：仅能对最简单的环境刺激和人际关系有反应，生计和日常生活事务完全依赖他人监督。

水平6：有全面的生理或姿势上的残缺，需要继续医学全护理。

AAMD提出智力障碍按IQ水平可分四级：即轻度（IQ：55~69）、中度（IQ：40~54）、重度（IQ：25~39）和极重度（IQ：25以下）。如果IQ分级和适应水平分级相结合的话，水平1似可与轻度相结合，水平2~3可与中度相结合，水平4~5与重度相结合，水平6与极重度相结合。

AAMD适应行为量表的因素分析结果

第一部分通过因素分析结果，10个方面分成3个独立因素：①个人独立性；②社会适应不良；③个人适应不良。

（2）婴儿-初中生社会生活能力检查量表

该量表由我国小儿神经学科专家主持修订，适用于6月龄大的婴儿至15岁的儿童，包括独立生活（SH）、运动能力（L）、作业能力（O）、交往能力（C）、参加集体活动（S）、自我管理能力（SD）等6个行为领域，共132个项目。

测试内容：①叫自己的名字，能知道是叫自己（自己名字被叫时，能把脸转向叫自己名字的人的方向）；②能传递东西（给患儿可握住的东西时，能从一手传递给另一只手）；③见生人有反应（能分辨陌生人和熟人，或见到生人出现害羞或拘谨的样子）；④会做躲猫猫的游戏（在游戏中，患儿能注视检查者原先露面的方向）；⑤能拿着奶瓶喝奶……依据年龄可换算为标准分，根据标准分评定儿童的适应行为等。

检查注意事项

指导语　此项检查是为了了解您的孩子的各种生活能力而进行的，与幼儿园或学校的成绩无关。其中有些项目可不完成，这是因为您的孩子还小。请认真考虑您的孩子的日常表现后，坦率地回答。

回答人　本量表的回答人可以是孩子的父母、每天照料孩子的人，或经常与孩子接触的教师。

首页填写　首先请填写儿童姓名、性别、年龄（检查年、月、日减去出生年、月、日）、所在幼儿园、学校或其他机构的名称及家庭住址。检查结束后，由记录人分别计算各领域通过的项目数得分及总分，并根据手册填入评定结果。各分项目包括：独立生活（SH）、运动能力（L）、作业能力（O）、交往能力（C）、参加集体活动（S）、自我管理能力（SD），有7个起始年龄，由家长或每天照料孩子的人根据相应年龄逐项填，≥10分正常。

Ⅰ部分针对6月龄至1岁11个月婴儿；

Ⅱ部分针对2岁至3岁5个月幼儿；

Ⅲ部分针对3岁6个月至4岁11个月幼儿；

Ⅳ部分针对5岁至6岁5个月儿童；

Ⅴ部分针对6岁6个月至8岁5个月儿童；

Ⅵ部分针对8岁6个月至10岁5个月儿童；

Ⅶ部分针对10岁6个月以上儿童。

检查方法

检查时，从相应的年龄阶段开始检查：从该年龄阶段的第一项开始提问。如连续十项通过，则认为这以前的项目均已通过；可继续向下提问，直至连续十项不能通过，则认为这以后的项目均不能通过，检查即可结束。

如开始十项未能全部通过，应继续向前提问，直到连续十项均能通过，即认为前面项目全部通过；可以继续向后提问，直到连续十项不能通过，则认为这以后的项目均不能通过，检查即可结束。

通过，是指孩子对该项目会（基本上会），或认为有机会就会，在项目右端的方框中填"○"；不通过，是指孩子对该项目不会（不太会），或认为有机会也不会，在项目右端的方框中填"×"。

📖 **延伸阅读**

正确看待儿童的智商

在生活中，不能因为孩子的某项能力的缺陷就断定是"智力障碍"。对于孩子的智力问题，不可作绝对化的解释，应具体地看待孩子。

去专业机构测验智力　智商的测查与评定要去专业机构，需要专业人员测验与评价。

智商仅具有参考价值　智商（IQ），是人们常说的IQ，是智力测验的结果。智力测验的编制受很多条件的限制，在全面性、准确性及有效性上都难以达到理想的水平。

6岁以下儿童用发育智商（DQ）表示。

智商与学习成绩的相关性有限　许多研究表明，二者之间的相关并不是太高。学生的学习成绩受到很多因素的影响，与智商仅呈某些程度的相关。

智商难以预测未来成就　智商仅在临床观察中参考价值，但对个人的未来缺乏一定的预测性。

虽然智力受遗传因素影响较大，可保持相对稳定，但不表示智商是一成不变的。

特 别 提 示

其他与智力障碍相关的现象

读写困难并不等于孩子的智力障碍。读写困难虽无法自愈，但通过矫治可以达到比较好的效果。上海某儿童医院的专家介绍道，对于读写障碍，2～7岁是矫治的最早年龄，越早矫治越好。同时也可以尽早开始亲子阅读，以防止和改善读写障碍。

热性惊厥之前如已有神经系统异常，可导致将来的智力障碍，严重的持续性惊厥本身也可引起脑损伤从而智力障碍。

（二）儿童智力障碍的诊断标准

1. 西医诊断

（1）确诊应具备以下三条

一是智力明显低于平均水平，即发育商（DQ）或智商（IQ）低于人群均值2个标准差，一般IQ在70（或75）以下。

二是适应行为缺陷，主要是指个人生活和履行社会职责有明显的缺陷。

三是表现在发育年龄，一般指18岁以下。

1985年，世界卫生组织（WHO）在《智力障碍，迎接挑战》一文中认为，只有当智力功能与社会适应能力都有缺陷时，才能考虑为智力障碍，单有智力功能缺陷或单有社会适应能力缺陷，都不能诊断为智力障碍。

（2）按病情严重程度进行诊断

参照中国精神障碍分类与诊断标准（CCMD-3），将儿童智力障碍的诊断如下。

轻度智力障碍

智商在50~69之间，心理年龄约9~12岁。

学习成绩差（在普通学校学习常不及格或留级）或工作能力差（只能完成较简单的手工劳动）。

无明显语言障碍，但对语言的理解和使用能力有不同程度的延迟。

能自理生活。

中度智力障碍

智商在35~49之间，心理年龄约6~9岁。

不能适应普通学校学习，可进行个位数加、减法计算，可从事简单劳动，但质量低、效率差。

可掌握简单的生活用语，但词汇贫乏。

可学会简单的生活自理，但需督促、帮助。

重度智力障碍

智商在20~34之间，心理年龄约3~6岁。

出现显著的运动障碍或其他相关的缺陷，不能学习和劳动。

语言功能严重受损，不能进行有效的语言交流。

生活不能自理。

极重度智力障碍

智商在20以下，心理年龄约3岁以下。

社会功能完全丧失，不会逃避危险。

言语功能丧失。

生活完全不能自理，大小便失禁。

2.中医辨证

在中医学的理论中，属立迟、行迟的范畴，少数伴有齿迟、发迟。以语言障碍为主者，属中医学的语迟；以学习困难、社会适应不良及心理与情绪障碍为主者，属中医学的痴呆、呆病等。一般说来，五迟者不一定痴呆，而痴呆者则可见五迟证候。重症病例在出生后不久，即有明显特征，轻症病例则在年龄稍长时，方可显示征象。

（1）辨证原则

辨先天后天 出生后渐现病态者多属先天禀赋不足，肝肾亏虚；温热病后失调，或有产伤、外伤史者多属后天失养，痰滞血瘀。

辨脏腑病位 与肾肝心脾有关，尤与脑髓关系最为密切。一般说来，兼有行迟者多系肝肾亏损，语迟者多系心血不足；神情呆钝，反应迟滞，智识不开者多属心肾不足；形体消瘦，四肢软弱者多属脾；烦躁不安，神志失常者多属肝。

辨虚实 本病以虚证为多，也有部分属实证。先天因素者以虚证为主；后天因素者以实证为多，或为虚中夹实证。肝肾亏虚，髓海不足证，多见于先天愚型、婴儿甲状腺功能低下症、脑瘫或某些智力障碍儿童。本证若出现于婴幼儿时期，易误诊为佝偻病，但佝偻病儿童智力如常，经适当治疗，短期即会明显好转。此外，若后天久病亏损者，可因脾虚气弱日久转化而成。心血不足，神失所养证，多为久病体弱所致，或代谢性疾病及某些脑炎后遗症，以语言的发育迟缓为主要特征。心之声为言，心赖血充，言语障碍，多因心血不足，舌窍不利，可根据病史辨别其系先天胎禀不足所致，抑或后天抚养不当、疾病耗伤心血、环境不良、接触交流不够而成。心肾两虚，神志失养证，该证要从心藏神，肾藏志来辨别。因先天禀赋不足，脑髓空虚，气血不能上承于脑，神志失养，知识不开而智力障碍。痰浊蒙蔽，心窍失灵证，多见于中毒性脑病后遗症及先天性脑缺陷，痰浊湿邪蒙闭清窍，痰火内扰心神，均可导致智力障碍。

瘀阻脑络，神明失聪证，多有颅脑产伤或外伤史，初起症状不显，日后若有躁动尖叫、呕吐等证者需及早辨明，日久发育迟缓之象毕露时则易成痼疾。痰瘀交阻脑络，阻碍气血，脑失其养是导致本证的关键。精乏髓枯，神识不明证一般属于先天顽疾。

（2）辨证分型

肝肾阴精亏损 肾为先天之本，主骨生髓，上充于脑，藏志、主技巧，为生长之本，作强之官。肾气不足，骨髓空虚，大脑失充，则意志、毅力、意识、思维、动作皆无所本而智力迟钝，目无神采，神思涣散，动作迟缓笨拙。肝主筋，藏血，出谋虑，主魂。

肝血不足，魂不守舍，血不养脑，神志失职，谋虑失常，筋弱不能束而立迟、行迟。

心脾气血不足 心主血脉，乃君主之官，神明出焉，言为心声。《灵枢·邪客》曰："心者，五脏六腑之大主也，精神之所舍"。人对外界事物通过感觉器官形成感知，产生印象、记忆、思维、分析、推理、判断、决策等一系列思维活动，正常与否皆取决于心的功能。心的生理功能正常则神志清晰，思维敏捷，反应灵敏。若先天心气禀受不足，后天心血失于充养，则神机不利，精神离散，智力不足，语言发育迟缓。

脾为后天之本，气血津液生化之源，主四肢肌肉，藏意志。脾气血充盈则为神志活动提供物质基础。脾经气血亏虚，不能上荣于心，神失所养，智识不开，思维迟钝，意志不清，心神恍惚，肢体萎软，站立行走皆差于正常同龄儿童。

脑髓精血空虚 脑为精明之府，由精髓汇集而成，是人体精神意识和思维活动的统帅。《医林改错·脑髓说》中曰："脑为元神之府，灵机记性在脑不在心"。脑为髓海，脑之神明依赖髓之荣养。脑髓充足则脑力旺盛，反应灵敏。脑髓空虚则神无所依，智力障碍，记忆丧失。

痰浊瘀血阻滞心窍 因产伤、外伤等原因损伤脑髓，瘀阻脑内，或热病后痰火上扰，痰浊阻滞，蒙蔽清窍，使窍道不通，心脑神明失主，为痰浊所蒙，肢体活动失灵。若痰浊瘀血阻滞心经脑络，也可使元神无主，心窍昏塞，神识不明而失聪。

二、儿童智力障碍的辨别

（一）与多动症的区别

很多智力障碍的儿童，可伴有多动的症状。而在多动症的儿童中，虽然多动、注意力涣散、任性冲动、学习困难，但智商发育水平正常，某些多动症儿童可具有很高的天赋，如画画、唱歌等方面。在低年级时，即使不认真听讲，学习成绩也不一定很差，暂时或落后于正常儿童。所以，不能简单地将智力障碍与多动症混为一谈。

1.智商方面

智力障碍儿童智商偏低，而多动症儿童一般则属正常范围，或者只是略微偏低。智力障碍的儿童学习成绩总是很差，并不是不认真所致，即使给予督促和帮助，其效果也不是很明显；而多动症儿童学习成绩不稳定，波动性大，在老师家长的督促下，则可把学习搞好，成绩不错。智力障碍的儿童伴有社交、生活等方面的缺陷，不愿参加集体活动，不善于与别人交往，动作呆板，有时个人生活都难以自理；而多动症儿童却有独到的生活方式，在生活、交际、劳动方面并没有困难，适应性并不比正常儿童差。

2.治疗方面

智力障碍尚无有效的根治方法，即使服用某些药物，可暂时地安静一些，但学习成绩不易提高，或很有限；而多动症儿童通过药物及心理综合治疗可痊愈，注意力改善明显，学习成绩提高显著。

（二）与儿童精神分裂症的区别

精神分裂症患儿，大多于7、8岁后起病，有思维不连贯、妄想、幻觉、感情淡漠、孤独、退缩、言语障碍等。可表现智力减退，但在发病前，其智力发育正常。

（三）与儿童孤独症的区别

孤独症患儿中，大部分有不同程度的智力障碍，但主要有社会交往、语言交流的缺陷，刻板和重复动作，强迫地坚持同一方式等怪异行为。

（四）与器质性精神病的区别

患有感染、中毒、外伤等病史或神经系统缺陷体征，虽伴有智力障碍，但仅是智商的暂时性障碍，而生活技能等方面的障碍则较轻。

第五章 儿童智力障碍的治疗

【案例】

　　圆圆，一个被满怀期待的小生命，在二孩政策开放后，终于盛开在这世上。她有一个比她大10岁的小哥哥，父母一直想要个贴心的小棉袄，但迫于计划生育政策，只能羡慕别人家的闺女。随着二孩政策的放开，让这个思女心切的家庭终于有机会圆这个梦了。同年圆圆母亲以38高龄再度怀孕，年末，圆圆呱呱坠地，而她的父母也得以儿女双全凑成一个"好"字了，故而给女儿起名"圆圆"，意味着这个家庭圆满幸福。

　　然而一切都在圆圆过了6个月后，渐渐变味了。俗话说："三抬四翻六坐七滚八爬九扶立周会走。"，但圆圆6个月了，还不会翻身，平时易哭闹、睡眠少，直到10个月了，才会坐。圆圆爸妈则认为圆圆若是天性较懒，再长大一点就好了。圆圆也就这样在爸妈和哥哥满满的爱中逐渐成长。但现在将近2岁了还不会爬，见人没有反应，别人逗她，也没有任何回应，就像个傻子似的，让圆圆爸妈逐渐意识到不对了，于是，抱着圆圆只是懒的心态去医院求个心安。但医生的一纸"智力障碍"诊断书，将夫妻俩所有的侥幸彻底打入尘埃，他们拒绝相信，接连跑了好几家医院，诊断无疑都是智力障碍，夫妻俩忍不住抱着圆圆痛哭。"一听到医生说圆圆智力障碍，我这心都揪起来了啊！"圆圆妈妈手捂胸口哭泣道。

　　但圆圆爸妈并不打算放弃，奔走多家医院进行就诊，结果却都是一样的："不治诊断"，这让圆圆爸妈心有不甘，"治，必须得治，哪怕无法改变圆圆是傻子的事实，也要让圆圆做一个像正常人一样的傻子。"圆圆爸妈掷地有声地说道。

经过几番信息收集和实地考察上海某儿童医院，圆圆爸妈终于下定决心治疗了。他们带着圆圆来到上海某儿童医院，在医院的迅捷组织安排下，给圆圆进行了病史采集、体格检查、发育检查、神经精神检查、实验室检查、智力测验及适应行为评定等全面诊断，力求科学诊断。接着，针对圆圆的个体情况，经医院多学科联合门诊后，给圆圆制定了一系列的功能锻炼和康复训练，再配合医院巨资从美、德、日等发达国家引进的大批世界尖端的儿童专项诊疗设备，为治疗提供了强有力的硬件条件。经过一段时间的配合治疗，圆圆的病情有了很大的好转，而该医院的权威专家也说，孩子的智力是完全可以恢复到正常水平的。

儿童智力障碍的治疗措施，需遵循综合干预、长期治疗、因人制宜、家庭参与等原则，家长和医生可根据具体情况选择最适合患儿的治疗方法。但需要提醒的是，家长的参与治疗，是至关重要的，且这些治疗方法都必须在专业医生的指导下使用。

一、治疗原则

1.综合治疗

在治疗中，要考虑采取综合治疗方式，即结合生物学治疗、心理学治疗、社会学治疗以及特殊教育治疗，以提高智力障碍儿童治疗的依从性、自觉性和主动性，提高药物治疗效果，预防复发，改善其社会适应功能，提高儿童生活质量。

2.长期治疗

长期治疗是慢性疾病的治疗和康复的特点，治疗目标有近期目标和长期目标，尤其是预防疾病复发，巩固疗效等。

3.因人制宜

因人制宜要符合各个智力障碍儿童的身心功能：每个智力障碍儿童的生理情况不同，心理素质不一，社会环境不同，治疗须坚持因人制宜的原则。即使同一儿童在疾病的不同阶段也应根据疾病的发展，采用有针对性的治疗措施，并在治疗的过程中，定期复查，及时调整治疗方案。

4.家庭参与

儿童智力障碍的发生，均与生理、心理、社会三个因素密切相关，其中社会因素中，最重要的是家庭因素。儿童智力障碍的发生也可对儿童家庭造成重大的负面影响，因此，在治疗过程中，家庭的积极参与，不仅有利于提高儿童对治疗的依从性，有助于巩固、提高治疗效果，同时也可提高家庭的生活质量。

二、西医治疗

在西医方面，医学的干预包括对因治疗，对症治疗。

1.针对病因治疗

目前，仅有少数病因所致的智力障碍患儿可进行对因治疗，如遗传代谢性疾病中，苯丙酮尿症确诊后，可给予低苯丙氨酸饮食；半乳糖血症可停用乳类食品，给予米麦粉或代乳粉；枫糖尿症给予维生素B_1治疗；先天性甲状腺功能减退症可及时给予甲状腺激素替代治疗；地方性呆小症早期补充碘、甲状腺素治疗。先天性颅脑畸形，如颅缝早闭、先天性脑积水可考虑相应外科治疗。在上述疾病中，只有儿童的智力未造成明显损害之前，积极治疗才可取得较好疗效。

至今，儿童智力障碍尚无特效的药物治疗。但在脑障碍的儿童中，30%～60%伴有精神病性症状，适当的药物治疗可在一定程度上改善儿童的伴发症状，如情绪问题、攻击性症状等。

2. 针对症状治疗

针对合并存在的其他精神症状或躯体疾病患者，应予以相应的治疗。如伴有精神运动性兴奋、冲动攻击性行为、自伤自残行为者，可选用非典型抗精神病药；合并活动过度和注意缺陷患者，可选用中枢神经系统兴奋药；伴发抑郁或焦虑障碍患者，可选用选择性5-羟色胺，再摄取抑制药或其他抗焦虑抑郁药物。某些内分泌不足的性染色体畸变患者，可适时给予性激素药物治疗，以改善患者的性征发育；合并癫痫发作患者，可给予抗癫痫药物治疗。对屈光不正、斜视、视力障碍患者应予以相应的矫正。

3. 运动治疗

针对大肌肉、大关节运动功能障碍患者，可训练提高站、走、跑、跳等大运动能力，避免不良姿势的形成和畸形，改善生活技能。

针对精细运动功能障碍患者，特别是手部功能障碍患者，可对其训练改善生活技能，如自喂、穿衣、画图、写字等。

4. 言语和语言治疗

针对儿童说话含混不清，不开口说话、说话不流利等问题，可在生活中进行治疗，如可提高咀嚼功能和口腔运动的协调功能，提高语言交流能力等。

5. 教育训练

教育训练是智力障碍治疗的重要环节，训练越早，效果越好。孩子除了应及时参与特殊教育学校、幼儿园、训练中心外，还要强调家庭和社区的力量，培训父母、基层保健和幼教人员在日常生活中实施训练的基本方法。应根据儿童智力障碍的不同程度，确定适合于儿童的个体化教育训练目标，内容涉及劳动技能和社会适应能力等方面。对于轻度智力障碍的儿童，更应加强教育训练和生活技能培训，使其学会简单的非技术性或半技术性劳动，以利于其独立生活。对于中度智力障碍的儿童，应通过学校、家庭、社会的帮助，使儿童学会生活自理或部分自理，并能在他人指导和照顾下进行简单劳动。对于重度、极重度智力障碍的儿童，因其生活完全不能自理，故照顾和监护非常重要，同时，仍需要进行长期的训练，促进学会简单卫生习惯和基本生活能力。

三、心理治疗

（一）明确心理治疗程序

1. 了解儿童存在的行为问题

通过对儿童的生活观察及与他（她）的直接对话，家长在对其进行诊断性评估后，进一步了解儿童的主要问题及与之相关的各种表现，以初步确定主要存在的行为问题。

2. 进行诊断性评估各种因素

在初步确定主要存在的问题后，我们可进一步询问与问题有关的各种因素，如儿童的出生史、生长发育史、疾病史、家族史，个性特点、情绪稳定性、应对能力、对养育者的依恋、与同伴交往的情况、在学校的表现、与老师的关系、家庭文化背景、经济状况、父母的个性特征等，在此基础上，根据疾病的诊断标准进行详细的诊断性评估，明确儿童的问题，将其作为制订和执行治疗计划的依据。

3. 制订详细的治疗计划并实施干预

对伴有注意缺陷多动障碍和抑郁情绪的儿童，应制定长期而详细的行为矫正计划，同时提出改善家庭和学校教育环境的建议，使家长和教师充分合作，共同帮助儿童提高自尊心和自信心。而对于有长期情绪困扰的家长，治疗计划还应包括对家长的帮助，如避免争吵、建立良好的亲子关系、充分沟通等。在制订治疗计划时，必须确保家长对计划的接受程度和执行计划的可行性，否则会影响心理治疗的进程和最终的疗效。

4. 监控治疗进展，必要时修订治疗计划

根据治疗计划和监控治疗进展是心理治疗的重要环节，如能及时发现问题，则可对治疗方法和计划进行必要的修改。在脑障碍的儿童中，其心理治疗的原则应与同等发育水平的正常儿童相同，要给予更多的支持和鼓励，每次治疗的时间要适宜，治疗过程应充满愉悦。

（二）掌握具体治疗方法

1. 如何进行认知治疗

要努力与儿童及其家长建立良好的医患关系，详细地了解儿童的思维方式、情绪和行为问题，为家长提供良好的建议，争取让儿童主动参与，熟悉认知治疗的整个过程，积极配合。认知治疗的程序包括收集儿童资料、确定主要问题、制订治疗计划、实施具体治疗巩固疗效及防止复发等。该病的治疗时间较长，每周1~2次，持续12周以上。一般单独使用认知疗法治疗的儿童，大约在5~7周后可见效果。

2. 如何进行家庭治疗

家庭治疗的方法包括结构性、策略性、分析性、支持性、认知行为等治疗模式。

结构性家庭治疗，在于分析和改善家庭内部的组织和结构。家庭的组织和结构可反映家庭内部成员的角色与关系、权利的分配与行使。结构性家庭治疗旨在纠正家庭成员的角色混乱、权责模糊、界限不清、认同不良和沟通障碍。

策略性家庭治疗，是从家庭的全局出发，针对家庭功能紊乱的根源，帮助家庭制订治疗策略，决定处理问题的先后顺序及其困难。实践者经常为家庭确立任务，打破问题的解决模式，建立新的、更为有效的模式或行为，恢复正常的家庭功能。

分析性家庭治疗，是从家庭功能失调，源于个体过去未解决的冲突或失败的经验，并在家庭内部体现出来，适度地运用并分析患者的精神病理和内在精神状态，有助于了解家庭成员的行为，同时要重视家庭治疗的整体观念与原则。

支持性家庭治疗，是给予陷于困境的家庭以心理支持，帮助他们渡过难关。如儿童脑发育迟缓会对其他成员构成很大打击，这时需要外人给予情感的支持、提供良好的建议、促进有效的沟通，帮助家庭解决困难和改善家庭功能。

认知行为家庭治疗，以认知行为治疗理论为指导，重点放在可观察到的行为上，通过认知重建、心理应付技术、规定任务、家庭作业、角色互换、阳性强化等方法，改变家庭成员的认知，提高解决问题的技巧。

3. 家庭治疗的程序

（1）评价家庭功能

通过与所有的或主要的家庭成员进行晤谈，了解和观察家庭的有关情况，评价家庭的组织结构、经济文化背景、家庭成员间关系、沟通方式、权利分疗目标、拟订治疗计划、提供改善家庭功能的建议、安排家庭作业等步骤，帮助家庭恢复正常。当家庭成员间沟通良好、角色和权力分配合理、问题解决策略形成后，即可结束家庭治疗。

（2）行为评估和治疗

行为矫治计划设计和执行步骤包括：评估、制订矫治计划、干预措施的实施、干预的消退化、随访评估和管理。

行为评估包括与家长进行会谈、问卷调查、观看有关的录像带、观察儿童在某些特定环境条件下的目标行为，会谈时常常结合相关问卷，如Achenbach儿童行为量表、行为问题量表和儿童行为量表等。

行为分析不仅仅集中于某一个行为问题，而是根据该病的某个特点进行个体化的评估，然后对最关注的行为进行详细评估，以了解每一项目标行为的频率、持续时间和强度。如果所描述的儿童行为是发生在某一特定背景下，那么行为矫治者需了解行为发生的地点和情况，目标行为是否会出现。

行为矫治过程中常常伴随目标行为的发生，其中某些挑战性的行为往往伴随着正性强化或负性强化的出现或持续存在。

要评估问题行为发生的协同因素，也要考虑某些复杂或似乎无关的事件的影响，如生理上的变化，包括疲劳、饥饿、过饱、感染、不适和疼痛等。其他复杂的协同因素，包括其他人出现或缺席、所提供的活动空间大小、对活动的喜爱程度和工作的困难性，以及以往的事件也会影响孩子当前的行为，因此，确定以往或当前事件的影响有助于选择和使用有效的行为矫治策略。

此外，还需要掌握更多的相关信息，包括以前矫治目标行为所做的工作。如与有关专业接触的情况、有关的治疗经过、孩子所在学校的设施和有关专业水平、日常生活习惯等。要特别关注孩子的能力及其优点，有利于看护者正确使用正性强化。行为矫治应充分了解孩子喜爱的强化物，为建立以正性强化为核心的矫治计划做准备。

（三）制订行为矫治计划

1.优先矫治的目标行为

总结初步的评估结果，行为矫治要与家人商量，讨论是否需要干预措施，如果需要，应以什么形式给予。行为矫治所做的每一项工作，都要把家人的认识和要求，具体体现在对孩子的指导或行为矫治计划中。家庭成员接受必要的训练和建议，并为孩子是否接受干预作出决定。以系统评估为基础的可调整的个体化的干预措施，行为矫治要与孩子、家人一同参与，并且作出决定。行为矫治要说明如何在家庭、学校和公共场所实施特殊干预措施方案，在选择优先处理的目标行为时，应考虑：①有效治疗的可获得性；②每一个表现行为相对的严重性；③孩子和主要看护者实施所推介的行为方案时，所需要的工作和技能水平；④孩子和看护者的喜好。很多时候仅仅通过正性强化策略和正确的行为方式练习，即可达到矫治行为的目的。优先处理的目标行为，常常矫治是危险的和破坏性的行为。

2.合理运用行为矫治的关联作用

通过行为矫治，孩子获得一种符合社会要求的行为。如果此种行为与其他问题行为有关联，那么，孩子的目标行为得到矫正的同时，伴随的问题行为会随之减少。如较高频率的自伤行为，常常与交流技能损害有关。教会孩子正确的沟通方式，可减少他们的自伤行为。

（四）干预措施的实施

1.对父母的指导和训练

可通过日常交谈、打电话、参与集中的高度结构化课程来完成，行为矫治在家庭和社区怎样实施干预、干预程序如何开始、预期的效果、所遇到的困难和出现的有关问题等。很多干预措施是对孩子看护者的基础能力训练，应提供父母一份"行为处方"，以说明行为矫治的步骤和要点，明确告诉家长"做什么"和"不做什么"。

2.观察和记录目标行为

可与教师进行电话沟通或简单的会谈，必要时，到孩子的场所进行实地观察。参考评估表和问卷，和教师一起观察和记录目标行为的出现频率、强度和持续时间，以掌握客观的基线水平。基线一旦确立，则可共同设定一份行为矫治计划，预先练习与计划有关的矫治策略，并提供反馈情况。开始时，常选择正性强化以增加适当的行为。

（五）干预的泛化和消退

孩子的行为依据环境不同而各异，如果某种行为在一个特定的环境中重复地被强化（不论正性或负性），则在此环境中易重复出现。然而，适当的行为在其他环境下也能出现，即这种适当行为由一种环境转移到另一种环境。在生活中的行为后果（强化）中，常常不是有计划性的，而是延迟的。在技能获得或行为转变的起初阶段，及时地和固定地提供行为强化则是十分重要的。之后，应使用间歇强化，最后是强化的撤离或消退。

（六）随访评估与管理

在治疗中，需对患儿进行随访评估，并根据随访情况及时修正矫治方案，以适应患儿成长行为改变以及对环境新的需求。行为矫治最普遍的错误观点之一是"一劳永逸"。因此，行为矫治要预料目标行为的重现或改变，应建立和实施一个连续评估和管理的机制。

特 别 提 示

治疗儿童智力障碍不能乱投药

当孩子出现学习成绩差，智力障碍等问题时，父母在为其花钱请家教、参加各种兴趣班的同时，首先想的最多的是，让孩子服用各种各样的补脑药，以期能提高孩子的智力。其实这种做法并不可取，胡乱服药的结果，儿童的智力不仅未得到提高，反而在身体的其他方面易出现各种异常。

如今市场上热销的各类补脑药，大致有：①不饱和脂肪酸类，即深海鱼油；②补充大脑营养类，如卵磷脂、脑磷脂等；③提高大脑皮层兴奋度类、促进脑部血液循环类等药物。

不饱和脂肪酸对脑细胞的发育和神经突的生长作用良好，能促进两岁以内幼儿的大脑发育。但补充大脑营养类成分完全可从人们正常的饮食中摄取，只要合理搭配食物结构，养成科学的饮食习惯，大脑需要的营养大可不必依赖补脑药。仅依靠药物刺激提高学习效率和真正意义上的补脑并不相符；而含有药物的所谓滋补类食品，则应当慎之又慎。

忠告：经常食用含有人参、蜂王浆等的食品，尽管短期内显得食欲旺盛、精力充沛，但由于这类补品大多含有激素或类激素物质，久用后会引起性征发育异常，后患无穷。父母在为孩子选用补脑用品时，尤其需要谨慎。

（七）疗效判定

1. 疗效分类

在婴幼儿期，早期的智力测验主要是测定感知运动发育，因此，此时的智商水平往往不能预测青少年期及成年后智力水平，而在学龄期的智力测验水平，则更为客观。

其疗效可分为：①好转，即行为动作、语言、运动能力有所提高对周围事情反应能力增强；②无效，即行为动作、语言、运动能力及对周围事情反应能力等均无改善。

某些明确的遗传代谢性疾病所致的精神障碍的儿童，其预后往往决定于诊断和干预的时机，早期诊断和干预可获得良好的预后。但脑障碍的儿童，预后不仅与智力水平有关，而且与包括教育训练和环境在内的多种因素有关。相同的智商可有不同的预后，因此，适当的家庭及教育干预，有助于提高儿童的适应能力，改善儿童的生活质量。

2.感知觉训练

丰富的感知觉和运动觉是大脑发育的前提，智力障碍的儿童，其感知觉与正常儿童不尽相同，应注重其发育的现况。智力障碍儿童的感受性普遍较差，如有的婴幼儿常有痛觉迟钝；同时，感知速度慢，范围窄，容量较小；感知分化程度明显薄弱，主动选择性差；在空间知觉、时间知觉发展较落后等。

感知觉训练，包括视、听、触、味、嗅等方面，可通过游戏的形式，参与各种活动，使各种感知觉得到良好的刺激，并训练四肢协调、手眼协调能力，如让孩子玩过家家、唱歌跳舞、搭积木等游戏，多开展户外活动，增强对大自然的感受力。感知觉训练的目的主要是改善智力障碍儿童大脑活动的功能，补偿患儿感知方面的缺陷，使儿童的身心机能协调统一的发展。专家认为，不管患儿的智商属于轻度还是中重度，只要通过耐心、恒心、精心教育，就一定能让智力障碍儿童在各方面得到充分的发展。

（1）视觉训练

视觉搜索追踪　拿一根细点的棍子或别的不可很大的物体，放在患儿眼前，要求患儿目光聚焦在棍子上，棍子移到哪里，患儿的眼睛就要看到哪里。刚开始不会进行得很顺利，因为患儿的头总是动来动去，所以要求有一名老师一起配合，固定住患儿的头，时间长了，该患儿的眼睛就能较好地追踪到物体了。

视觉记忆训练　在课间活动中，把儿童聚集在一起，拿出若干个物体，如粉笔、橡皮、铅笔、尺子等，先让儿童观察一下老师出示的物体，过一会儿请儿童闭上眼睛，再拿掉其中的一种，再让儿童猜猜拿走的是什么。一开始训练的时候物体切记不能拿得太多。家长可以多带孩子去动物园或外出郊游，不断地讲述在动物园或野外看到的各种动物的形态特征、声音、生活习惯等，结合图片再向孩子反复讲述，反复地刺激可以加深孩子对外界事物的了解。当再次出现上述情景时，就会使他有反应，增强识别的能力。同时，孩子的听觉也得到了锻炼。

（2）触摸训练

尽可能让智力障碍患儿了解到各种物体的不同质地。比如棉花是软软的，铁是硬硬的，丝是滑滑的，麻是粗糙的。当然，收集的东西有很多种，但最好是一摸就知道是什么质地的物体，如果把两种质地相似的物体放在一起让智力障碍患儿区别，那是很难的，只有在经过多次的训练之后，才可以让患儿去触摸更加复杂的物体，以此来锻炼他们的触觉。

（3）听觉训练

可以让患儿说一说听到了什么声音。刚开始的时候是简单的声音，比如小猫的叫声"喵喵"，小狗的叫声"汪汪"等。然后离患儿远一点再让他说，过一会儿可以再远一些。经过一段时间的训练，患儿的听觉记忆能力是可以有所提高的。

（4）语言训练

可以和听觉训练合在一起。平时注重让患儿多说，不管他们说得好不好，对不对，句子连贯不连贯，鼓励他们多说。适时地让他们重复话语。有时还放些歌曲给他们听，让患儿跟着歌曲一起唱，虽然他们唱的音儿听上去怪怪的，但通过这些训练，再加上语言训练课，患儿的语言水平可以得到很大的提高。

（5）大肌肉群活动和小肌肉群活动训练

训练大肌肉群的活动有很多种。比如让患儿练习投篮。通过这种活动，患儿的手部、腿部、腕部的大肌肉群都可以得到充分的锻炼。

特 别 提 示

智力障碍儿童的感知觉表现

感知觉是在事物的直接影响下，大脑对事物的反映。感觉是对个别属性的反映，知觉是对整体属性的综合反映，它们既有区别，又有联系，在日常生活中很难将它们分开。它们虽然是简单的认识过程，只反映事物的表面特性和外部联系，但对于我们了解外部世界十分重要。智力障碍儿童也不例外。但智力障碍儿童的感知觉和正常人又是有一定区别的。

感官的感受性差 比如智力障碍儿童在学唱歌时，他们唱的歌很难保持在一个正确的调子上，这并不是患儿没有认真学唱，而是他们的感官的感受性相对较差所致。

感知速度慢，范围窄，容量较小 建议老师和家长在教患儿知识时，不要一下子教很多，可以多分几次，每次教少一点的内容。当然，这要依据孩子的具体情况而定，对于个别接受能力强点的患儿可进行个别辅导。

感知分化程度明显薄弱，主动选择性差 心理学家加尔茨什因在进行了一系列的实验后说："先天迟钝者产生的反射有非专门化的性质，可以由广泛的一组刺激引起，形成专门联系困难。"这段话表明了智力障碍儿童分化能力差，总停滞于泛化水平上。

空间知觉，时间知觉发展较落后 基本上分不清东西南北，没有时间观念。

四、中医治疗

（一）中药治疗

1.辨证论治

（1）肝肾亏虚，髓海不足证

【证候表现】智力迟钝，目无神采，发育迟缓，抬头、匍匐、坐、爬、站、走及说话等动作语言发育均明显迟于正常同龄儿童，日久出现两目干涩，筋骨痿软，懒以动作，反应迟钝等证。舌淡红，苔少或光剥，脉细弱，尺脉尤著。

【辨证要点】本证多见于先天愚型和某些智力障碍儿童，患儿甲状腺功能低下症、脑白质营养不良等退行性脑病及出生后脑损伤等。以筋骨痿软、发育迟缓，特别是智力发育迟缓为特征。本证若出现于婴幼儿时期，易误诊为佝偻病。但佝偻病智力如常，经适当治疗，近期即会明显好转。此外，若后天久病亏损者，可因脾虚气弱日久转化而成。

【治疗原则】滋补肝肾，强筋填髓。

【处方用药】补肾地黄丸加减。

常用药包括熟地、山茱萸、山药、茯苓、牛膝、枸杞子、菟丝子、补骨脂、巴戟天、鹿茸等。

若肾阳不振，命火式微者也可加肉苁蓉、仙灵脾、杜仲等；立迟、行迟者可加鹿角霜、紫河车等；语迟者可加菖蒲、远志等。

【治疗要领】本证以培补肝肾精血为其要领，适加温阳之品，以求阴中生阳。肝肾足则脑髓充，智力灵性可望有所提高。然有形之精血需有情之血肉方能填补，故鹿茸片、龟板胶、紫河车之类可作主药长期服用。此外，右归丸、左归丸、鹿胎胶（片）等也可选用。若有阴虚火旺见证者，也可用知柏地黄丸或大补阴丸。

（2）心血不足，神失所养证

【证候表现】 神情呆滞，智力迟钝，不哭不闹、语迟，甚则只能无意识发音，不能用语言表达意思，或语言含混不清，词不达意，极不流利，兼见面黄少华，或㿠白无华，唇舌、指甲色淡，发稀黄等，舌淡红，苔少，脉缓弱。

【辨证要点】 此病多为久病体弱所致，或代谢性疾病及某些脑炎后遗症，以语言的发育迟缓为主要特征。心之声为言，心赖血充。言语障碍，多因心血不足，舌窍不利，可根据病史辨别其系先天胎禀不足所致，抑或后天抚养不当，疾病耗伤心血，环境不良，接触交流不够而成。

【治疗原则】 补血养心，益智开窍。

【处方用药】 菖蒲丸合人参养荣汤加减。

常用药包括太子参、黄芪、炒白术、茯苓、当归、炒白芍、熟地、远志、麦门冬、石菖蒲、龙眼肉、大枣等。若纳少便溏者加山药、焦山楂、菟丝子等；兼有涎多不能自收者，加诃子、肉桂、芡实等；若先天肾气也感不足者，宜加补骨脂、杜仲、益智仁、鹿茸等。

【治疗要领】 本证从后天着手，补脾气养心血以益智健脑，使气血能充养脑髓而提高患儿智力，可按气血虚损的程度与所累及的脏腑加以调治。因此，当归补血汤、归脾汤、十全大补汤也可服，并配合饮食营养，以后天滋先天，可不同程度地提高患儿智力。

（3）心肾两虚，神志失养证

【证候表现】 智力不全，形貌笨拙，反应迟钝，神情默默，举止粗鲁，动作发育迟缓，细动作不灵敏而又欠协调，学习困难，成绩低劣，接受教育能力差，但生活尚能勉强自理，舌淡红，苔薄，脉细软。

【辨证要点】 本证要从心藏神，肾藏志来辨别。因先天禀赋不足，脑髓空虚，气血不能上承于脑，神志失养，知识不开而智力障碍。形体的发育一般尚可或接近正常，而智力的发育日显差异，应及早发现，尽快图治。

【治疗原则】补心养血，益肾生精。

【处方用药】河车八味丸加减。

常用药包括紫河车、熟地、茯苓、山药、丹皮、当归、麦冬、石菖蒲、益智仁、肉桂、鹿茸等。若夜眠不宁，惊叫啼哭者加生龙骨、生牡蛎、磁石、夜交藤等；若伴有行动障碍者，当加牛膝、续断、杜仲、木瓜等。

【治疗要领】本证若出现烦闹不安，行为冲动等心神不安征象时，治宜镇静安神，可用珍珠粉、龙骨、龙齿、琥珀末、丹参、淮小麦、石菖蒲、远志等镇静安神、开窍益智之品。若精乏髓枯，难以教育，不懂人意，生活不能自理，神识不明者，可用河车八味丸长期服用。

（4）痰浊蒙蔽，心窍失灵证

【证候表现】失聪失语，反应迟钝，意识不清，动作不由自主，或肢体强硬，或行动不便，或吞咽困难，口流痰涎，喉间痰鸣，苔腻，舌淡红，脉滑。

【辨证要点】多见于中毒性脑病后遗症及先天性脑缺陷，以痰湿内盛为主要兼证，痰浊湿邪蒙蔽清窍，痰火内扰心神，均可导致智力障碍。

【治疗原则】涤痰泄浊，化涎开窍。

【处方用药】温胆汤加味。

常用药包括半夏、陈皮、茯苓、竹茹、枳实、石菖蒲、远志、龙齿、琥珀、甘草等。若见肥胖多痰，胸闷脘痞，苔厚腻，脉滑等证，宜用天竺黄、陈胆星；瘀血内阻，舌上瘀斑显现者适加桃仁、红花、川芎、当归、丹参等。

【治疗要领】本证见有心火偏旺，肝火内扰者也可用泻心导赤散合珍珠散化裁。药用生地、川连、麦冬、茯神、当归、大黄、珍珠、羚羊角、甘草等，若有神志失常之象者，可加朱砂、马宝等。

（5）瘀阻脑络，神明失聪证

【证候表现】神情麻木，反应迟钝，时作惊叫、动作延迟，语言塞涩，或关节强硬，肌肉软弱，或有癫痫发作，舌下紫络显露，舌上有瘀斑瘀点，苔腻，脉沉涩不利。

【辨证要点】本证多有颅脑产伤或外伤史。初起症状不著，日后若有躁动尖叫、呕吐等证者需及早辨明，日久发育迟缓之象毕露则易成痼疾。由于痰瘀交阻脑府，阻碍气血，脑失其养是导致本证的关键。

【治疗原则】活血化瘀，通络开窍。

【处方用药】通窍活血汤加减。

常用药包括赤芍、川芎、桃仁、红花、郁金、丹参、玄参、五灵脂、生姜、大枣等。大便干结色黑腹痛者加制大黄、郁李仁；抽搐、躁动者加天麻、钩藤、龟板、生牡蛎。若将此方剂制成丸剂，则可加入麝香少许。

【治疗要领】本证若并发癫痫者，可在此方基础上适加天麻、全蝎、僵蚕、蜈蚣、石菖蒲、通天草（荸荠苗）等；面赤舌红者加牛膝；久病气血不足加当归、生地、党参、黄芪；血瘀日久，症状难消者，可加水蛭，或用膈下逐瘀汤。

2. 中成药治疗

（1）枕中丸

连服3～6个月。用于阴虚火旺，痰浊蒙窍者。

（2）六味地黄丸

连服3～6个月。用于肾阴不足，髓海失充者。

（3）天王补心丹

连服3～6个月。用于心肾两虚，烦躁不宁者。

（4）河车大造丸

连服3～6个月。用于精血不足，髓海空虚者。

3. 单方验方

（1）鹿茸精

每次3～5滴，每日3次，2个月为1个疗程，可重复2个疗程。

（2）补脑益髓验方

熟地黄、茯苓、山茱萸、巴戟天、制何首乌、制黄精、杜仲、猪脊髓、兔脑髓、党参各30g，黑芝麻、核桃肉各60g，砂仁米（后下）10g，龟甲30g，厚朴15g，共煎去渣，浓缩，加冰糖、蜂蜜各350g，收膏，每次服1匙，每日3次。

（3）紫河车

烘干，研粉内服，每次1钮，每日2～3次。用于肝肾亏损，髓海不足证。

（二）针灸疗法

1. 针刺

风府、风池、大椎、哑门、陶道、百合、大杼、上星、伺使、足三里、神门、气海等，每日1次。

2. 耳针

取心、肾、脾、脑干、皮质下，隔日1次。

3. 穴位注射

足三里穴位注射5%当归注射液，每次0.3～0.5ml，隔日1次，20日为1个疗程。

4. 体针

取哑门、通里、间使、神门，隔日1次，10次为1个疗程。用于语言发育延迟。

5. 梅花针

取百会、四神聪、神门、风府，配夹脊穴，每日2次。

（三）推拿疗法

取额、脊、腰，上肢部取大椎、肩井、肩髃、曲池、阳池、合谷，下肢部取肾俞、命门、腰阳关、居髎、环跳、殷门、委中、承山、解溪、昆仑、足三里、阳陵泉等。用推、拿、按、揉、搓、插等手法，每日1次，10次为1个疗程。用于运动发育迟缓。

中医药调补先后天，有助于促进婴幼儿的脑发育，开发其智力，若能与合适的教养方式相配合，可望取得一定疗效。但本病终究属于痼疾，对其预后评估要谨慎。

第六章　智力障碍儿童的家庭康复与养育

【案例】

　　都说天下无不是的父母，但当父母真的做出子女无法接受的事情时，是哀莫大于心死，还是暴起反抗？最近，轩轩的父母就遇到了这种两难境地，而原因却是出在轩轩身上。轩轩的父母都是独生子女，因而轩轩的降生，可谓集齐了两姓之家所有的爱。自小，他就备受关爱，爷爷奶奶外公外婆经常为了谁来照顾他而争论不休。

　　轩轩就在这充满关爱与争抢的幸福中渐渐长大。刚开始，轩轩1岁只会缓慢爬行时，家里人只以为平时抱得太多，让轩轩缺少成长锻炼的机会，就有意识地让轩轩爬行。但当轩轩2岁时才能顺利地爬时，家人开始出现疑问，但都没多想。然而到了3周岁，轩轩还是只能简单发音，且语速慢，体质较瘦，表情呆滞，平时也不够机灵时，家里人再也不能忽视轩轩的异常了。

　　某天，轩轩爷爷奶奶就趁着儿子儿媳都去上班时，悄悄地带着轩轩去医院就诊了，辗转营养科、小儿科等多个科室，才找到对症科室，经医生详细询问和反复检查后，确诊轩轩为智力障碍。未曾想过的疾病突然降到轩轩身上，这让轩轩爷爷奶奶很是受不了打击。

　　针对检查结果显示的轩轩说话缓慢，与人不能正常交流，反应迟缓，智力差；舌质红，苔薄白，脉沉迟；CT示网膜下腔及纵裂池增宽，中线结构居中，大脑发育不全等症状，上海某儿童医院具体采用六维医学，全面施治的方法，即覆盖身体、行为、智力、精神、心理、环境六大维度，真正做到了全面施治，多维康复的目的；再结合多学科联合，规范化诊断：从多学科角度出发，对轩轩的病情进行科学分型、分期、分龄、分性，让诊断更规范化。接着，以"测-医-训-导"进行多级干预，让轩轩的治疗更具系统性；最后，借鉴中成药治疗、仪器治疗、物理治疗、生物反馈等疗法，改变传统的千病一方，让轩轩的治疗兼具个性化和科学性。

经过一段时间的治疗，轩轩从最开始的言语功能差、观察认知能力弱、运动障碍、日常生活不能自理，逐渐变得与人能正常交流，认识常见物品及其能够分辨其作用，手眼协调能力获得提升，能够自己如厕、进食、穿衣等。

一、智力障碍儿童的家庭康复的措施

（一）技能训练

1. 生活技能训练

包括穿衣、吃饭、说话和排便的训练，可采用操作性条件反射的方法。先手把手地教孩子一个个地分解动作，然后让孩子自己实践，从简单到复杂，每成功一步均给予相应鼓励。

（1）穿衣训练

训练智力障碍儿童穿衣时，可运用一些小技巧，让孩子穿起来轻松，家长指导也方便，可有事半功倍的效果。

选用适宜的衣物：要选择易穿易脱的合适儿童服装，应简单朴实，禁用成人服装或奇装异服。

可做简单修改：依据孩子的运动水平，可修改原纽扣的大小或缝上不同大小的按扣等，有利于在生活中促进孩子的动作能力、协调能力的发展。

训练方位觉：教孩子穿衣服时，可教分辨前后、上下、左右、大小、内外、正反、松紧等，先帮助孩子穿衣，再让孩子自己穿衣，可先在夏季实施，再在冬季实施。在春秋季，幼儿园的孩子应穿开衫，少穿套衫，应要方便孩子在运动前后自己穿和脱。

（2）基本认知的训练

对于轻度智力障碍的儿童，要训练掌握基本的知识，如认识数字、写简单的字等。而技能训练应包括学习简单的操作性活动，如制作简单的物品。

初步的社会生活知识：对自己和别人的认识；对日常生活用品的认识；知道周围成人劳动的社会意义以及认识他们使用的工具；知道国家的名称，认识国旗、国徽的特征，认识领袖及有关节日。

常见的自然常识：认识天气和季节的变化；生活中常见的植物、动物；有关安全常识及卫生常识；日常生活中浅显的科学知识和物理现象；交通工具和玩具等。

数学的初步知识：物体大小、多少、长短、粗细、高低、宽窄、深浅、轻重的认识和比较；对几何图形、时间、空间的认知；100以内的数和20以内的加减法。

美术、音乐常识：区别简单的颜色和绘画材料及手工材料；熟悉一些儿童歌曲等。

基本能力培养：感知觉能力的培养，观察力、注意力、想象力、记忆力、思维力和创造力的培养和训练。计算能力训练，写字、绘画能力，音乐能力，口头语言表达等能力。

2. 社会适应能力训练

社会适应能力和智力有很大关系。社会适应能力在很大程度上可以通过后天训练获得，对于正常孩子来说，在日常生活和社会交往中可以靠自身逐步习得，而对于智力障碍的孩子来说，往往需要家长和教师刻意地对他进行专门训练。有的孩子智力虽然落后，但是经过训练，社会适应能力会有所提高。因此在小学阶段，家长要和学校密切配合，一项项技能逐一训练，从而使得孩子的社会适应能力逐步提高。

社会适应能力一般包括以下一些方面：个人生活自理能力；基本劳动能力；选择并从事某种职业的能力；社会交往能力；用道德规范约束自己的能力。

对于孩子的社会适应能力培养可以按照时间做大致的区分。在低年级应以培养孩子的生活自理能力为主，如吃饭、穿衣、上厕所、按时上学，会根据天气调换衣服，自己热饭菜等。到了中年级，可以以基本劳动能力训练为主，安排他们做些家务活，如扫地、抹桌、洗手帕、洗袜子、做简单饭菜，学会使用基本劳动工具，如刀、钳、铲、锹、剪等。到了高年级，可以以学习一些简单的职业技术为主，如编织、手工、养殖等。

对孩子社交技能的训练和道德规范的培养往往是结合进行的。多为他们提供一些与其他孩子交往的机会，学会邀请其他孩子一起玩耍，会使用礼貌用语，能遵守游戏规则，不和其他小朋友争抢玩具等。逐步培养孩子和别人交流的能力，如说话注意场合、有分寸，遵守约定时间，能体谅和容忍别人，以及关心新闻，自己制订计划等。同时，灌输中国文化，如说中国话、吃中国食、穿中国衣、用中国货、在中国游、过中国节、购中国物、有中国脑、安中国心、想中国事、守中国礼和做中国人等。

3. 语言表达能力训练

伴有语言障碍的智力障碍儿童，需在家长的指导下进行训练和开发。可和听觉训练合在一起，与孩子交谈时要与儿童的眼睛高度持平，鼓励孩子积极开口说话、多说、重复说。创造各种情景，可结合儿童歌曲，一边听，一边唱，一边说，一边跳等。在训练中，不需纠正错误语言，应寓错误语言的纠正于多说、反复说、愉悦说之中。

家庭语言治疗常用的方法有以下几种。

（1）发音器官训练

如舌头运动（向前伸出、舌向左右侧运动、卷舌，舌在口内旋转），以克服舌尖、舌根运动不灵活的缺陷，鼓气练习，声带震动练习等。

（2）语音训练

指出某一语言的发音部位，示教口形，让儿童模仿；发出语音令孩子模仿；可使用音素分解法和拼音法进行训练。

（3）用语训练

耐心教导日常用语，可通过问答方式进行训练。

（4）常用物品名称的训练

以生活中常用的小物品或图画逐一表达，不懂得回答时，给予指导，令其模仿说出该物品名称，反复练习。

（5）读字训练

出示简繁不等的字词卡片，引导孩子读出字音。

（6）会话训练

进行日常的简短对话，训练看、听、说的能力。给予语言情景刺激，引起反应，积极说话。

4. 益智运动训练

在婴幼儿和儿童时期，运动是促进生长发育的动力，是学习的前提。

（1）握笔、用剪刀

握笔写字或是用蜡笔画画是每个孩子好做的事情，但此本领需要以一系列复杂的感觉和记忆技能做支撑。要孩子拿好笔、用好剪刀，一定要多做练习，父母可安排一些有趣的练习活动，用勺、握筷子、捏豆子、玩橡皮泥等。

（2）拍球、接球

练习滚球、丢球、拍球、接球和踢球等，可发展孩子的手眼协调能力和反应技能，能较好地建立大脑调控系统。

（3）按扣、拉链

可有意识地给孩子穿一些带扣子（或按扣）、带拉链的服装（上衣）和需要系鞋带的鞋子，使孩子有更多的机会锻炼小肌肉，同时提高生活自理的能力。

（4）拼图

拼图的目的要明确，可发展孩子的短时记忆和长时记忆，同时，提高精细运动的能力和位置控制技能。

（5）走直线、练平衡

保持身体的平衡是发展运动技能的重要内容，在游戏中有很多活动与身体平衡有关。应有意识地寻找机会和孩子一起练习，如金鸡独立，沿线走，走平衡木，跳蹦蹦床等。

5. 益智小游戏

各种有趣的游戏通常是孩子乐于接受、乐此不疲的事，而游戏的选择合理，有助于提升智力。

（1）米粒四射

利用摩擦生电的知识，可做一个小游戏。

在一个小碟子里装上一些干燥的米粒；将塑料小汤勺在毛衣或毛料布块上摩擦一会儿，此时汤勺上已产生电荷，具有一些吸引力；将小汤勺靠近盛有小米粒的碟子上面，此时，可见米粒受电荷的吸引而自动跳起来，吸附在汤勺上。这时，有趣的现象就要发生了，刚刚吸上汤勺的小米粒，一眨眼工夫，又像四溅的火花，突然向四周散射开去。

这是什么原因呢？原来，带电的汤勺吸引小米粒的时间是很短的，当小米粒吸附在小汤勺上以后，汤勺上吸附的小米粒就都带有与汤勺同样的电荷。由于同性电荷是相互排斥的，所以吸附在汤勺上的小米粒互相排斥，全部散射开了。

（2）巧移乒乓球

准备好一张长条桌（课桌、方桌也行），把几个装有乒乓球的罐头瓶倒扣在桌子上。参加游戏的人，要手拿倒置的瓶子（注意：瓶口不能用任何东西挡住），连同瓶内的乒乓球一起运到前面的终点。谁先到达，谁为优胜者。谁的方法最简单，谁为最佳优胜者。

看起来，这个游戏似乎不可能完成。一拿起倒置的瓶子，扣在里面的乒乓球不就留在桌上了吗，别说把它运走，就是想把它留在瓶里都很难办到。

有一个巧妙的办法，可使你轻而易举地把空瓶连同乒乓球一起运到你要去的地方。只要你抓住瓶子在桌面上做有规律的绕圈运动，带动瓶内的乒乓球沿着瓶子内壁作旋转运动就能做到这一点。因为球在旋转时产生了离心力，等到离心力大于地球对乒乓球的引力以后，乒乓球就在瓶内壁上作惯性运动，不会从瓶中掉下来了。当然，在你移动瓶子的时候，一定要始终保持绕圈运动是匀速的，要是一会儿快，一会儿慢，乒乓球离开了瓶壁，也会从瓶中掉下来的。

（3）巧分粗盐粒和胡椒面

把粗盐粒和胡椒面掺和在一起，要求将它们完全分开来。此游戏可一个人玩，也可几个人同时进行，看谁用最好的办法，最先分出来。

游戏的玩法：先给每人发一把塑料小汤勺，然后在每人桌前放一勺盐和半勺胡椒面的混合物。准备好后，裁判就可发令，让参赛者开始游戏，谁最先分完则为优胜。

在此游戏中，如果用手一粒一粒拣盐，肯定是得不了优胜的。若采用静电的知识，要想取得优胜，就轻而易举了。

参赛者听到裁判"开始"的口令后，把塑料汤勺先在毛衣或别的毛料布上摩擦一会儿，再将汤勺逐渐靠近盐和胡椒面的混合物中，此时，胡椒面就会跳起来吸附在塑料汤勺上。用此方法，则很快把盐粒和胡椒面分开。

此是因为塑料汤勺经过摩擦带有电荷，产生了吸引力，胡椒面比盐粒轻，所以被吸起来。注意：不要把汤勺放得太低，否则盐粒也会被吸起来。

（4）自制小汽枪

先准备一根金属管或玻璃管（如果实在找不着金属管或玻璃管，用竹子代替也行），管的直径约为8~10mm，长度为6~8cm；再准备一支木棍或铅笔，长度约为15cm。这些东西准备好后，汽枪也就有了，剩下的问题是寻找"子弹"了。

这个问题也很容易解决，找一个土豆或苹果，即把土豆或苹果切成一片一片的，以作备用。

将管子两端都插进土豆片里，土豆就会嵌进管子里，把管子两头给堵住。然后，只要拿小棍或铅笔把一端的土豆片慢慢推进管里，把另一端瞄准你想射击的目标，手中的这支汽枪就会"啪"地一声，一块土豆"子弹"就会射向目标。

此是因为当把土豆推向管里时，管里的空气被压缩，压缩空气就从另一端冲出去，把堵在管口的土豆高速顶出去了。只要瞄得准，就一定能射中靶心。有了汽枪，几个小朋友就可在一起玩射击游戏了。

（5）肥皂小赛艇

把火柴或羽毛杆的一端从中间劈开（劈开的长度约占总长度的四分之一），在劈缝里镶上一小块肥皂，一个"小赛艇"就做成了。把这个"小赛艇"放在水盆里，就会自动地在水中快速行驶。

参加做游戏的人，每人都准备数量相同的"小赛艇"，在裁判的统一口令下，同时把"小赛艇"放进盆中（为了安全，不要到池塘边玩这个游戏，最好在一个大盆中进行），看谁的"小赛艇"行驶速度最慢，就给谁记为1分；倒数第二名记为2分……依此类推。第一批小赛艇比赛完了，再进行第二批小赛艇的比赛……最后一轮比赛完后，谁的累计分最多，谁就是优胜者。这个游戏，还可比谁的赛艇行驶的距离最远，谁为优胜者。

"小赛艇"之所以能在水中行驶，是因为镶在火柴上的肥皂在水里逐渐溶解，不断破坏着火柴后面水的表面张力，而火柴前面的张力没有被破坏，所以火柴后面的水分子被火柴前面的水分子拉向前去，"小赛艇"就前进了。注意：

当盆中水的张力都被肥皂水破坏以后，"小赛艇"就不会前进了，这时就得及时换水。

（二）智力开发从婴儿期开始

在孩子出生后至第5周时，所有的感官功能均在迅速发展，逐渐成熟，是第一次的智力发展的飞跃。如以微笑表示高兴，对不同的气味和动静会做出较明显的反应。

1.捏物

（1）家长把自己的手指放到孩子的手心，让孩子捏紧。

（2）训练者将安全的小玩具放在孩子手边或碰他的手，引孩子来抓捏。

（3）在孩子面前来回摆动彩色塑料球，吸引他伸手触摸球。

2.吮吸

（1）让孩子吮吸母乳。

（2）教孩子用奶瓶吮吸液体。

（3）用小棒糖鼓励孩子做吮吸行为。

3.洗澡

孩子皮肤娇嫩，出汗、大小便等都会对皮肤造成刺激，保持孩子日常清洁很重要。

（1）在温暖的房间里，调节水温。

（2）先洗头和脸：洗脸时，将小毛巾或纱布浸湿后拧干，先从鼻外侧或眼内侧开始擦洗，注意要擦干净耳朵及耳朵周围部位。擦洗孩子嘴及嘴四周时应该把小毛巾弄湿一点儿，擦洗完了再轻轻擦干嘴，而后用小毛巾擦洗下巴和颈部，最后顺便把孩子的手指、手掌和手背擦洗一下。

（3）再清洁屁股：除去尿布，清洗。

（4）脱掉孩子的衣服，把孩子放入水中。重点洗颈部、腋下、肘窝、腹股沟等皮肤褶皱处和手心、指缝、趾缝，动作轻柔，必要时，可在水中玩耍5～8分钟。

（5）擦干，换上尿布，穿上衣服。

（6）每次喂哺完后帮孩子擦擦嘴；清晨起床后为他洗脸、洗手；洗澡最好一天一次，室温保持在26～28℃，选用孩子专用的浴液，每次洗澡的时间安排在喂奶前1～2小时，以免引起吐奶。如果入睡前不洗澡，就给孩子洗脸、洗手、洗臀部、洗脚；在每次大小便后，用温水擦洗臀部及会阴部，以保证孩子舒适、干净。

4.睡觉

孩子一昼夜要睡18～20小时。

让孩子独立入睡，不要抱在怀里睡眠，也不要摇晃着入睡。放柔和的音乐作为睡前音乐，妈妈轻轻地有节奏地按摩，帮助孩子入睡。睡眠时要观察孩子的姿势是否正确，一般吃饱后夜里尽量少喂，如果不尿也就不必换尿布，任其熟睡至天亮，孩子盖的被子要轻软、温暖、舒适，不宜太多。

孩子在仰卧时，经常把头转向光亮的一方，如果一直让孩子睡在床上而不改变孩子的睡姿，极易造成偏头的情形。为了预防起见，每天都应改变孩子的睡姿。如果孩子已有轻微的偏头现象，应该马上使孩子的身体向另外一侧倾斜。锻炼孩子颈部肌肉的张力，逐渐支撑头部重量。

提供自然睡眠的条件。保持房间空气清新，温度适宜，光线柔和，洁净温馨。

枕头：原则上孩子不需要枕头，但是羽毛制的轻柔枕头有保护肩部的功效，而且柔和而均匀，可预防孩子睡成偏头。

棉被的盖法：孩子的颈部较短，因此在盖棉被时，应谨防抵住鼻息而发生意外。此外，孩子易将双手上举伸出棉被，所以在室温适宜时，也无须强行盖被。

5.抱一抱

喂完奶后，竖抱孩子，轻拍几下肩部，以防吐奶，然后不扶头部，让其自然立直片刻，还可竖抱孩子，让孩子观看家中挂图、饰物、窗外景色，引起孩子对人或物的兴趣，在孩子的卧室里要有鲜艳的彩球、大幅挂图等，对孩子视觉有丰富的刺激，为将来认物打下基础。

新生儿半个月后，每天可抱孩子片刻，观看室内摆放的各种形态物品，让孩子一边看，家长一边给孩子讲述室内的物品，使孩子了解、熟悉周围的环境，家长注意让孩子正面看东西，以训练孩子双眼的协调能力，游戏可每天进行，但时间不要太长（每天可做1～4次，每次不超过2分钟）。

6.伸一伸

妈妈在给孩子喂奶的时候，可用一只手托住孩子，另外一只手轻轻按摩孩子的小手指头，或者把手指给他，让孩子紧紧地握住。也可用不同的食物，如香蕉、番茄、苹果、橘子等，或用不同的细棒（如勺柄、鼓柄、海绵棒等）刺激孩子的触觉。手是孩子认识事物的重要器官，这样可刺激孩子的神经末梢，有助于孩子的大脑发育及手指灵巧；也可增进母子感情，让孩子获得安全感。

孩子最初的抓握是本能的反射，经常对孩子进行伸握的训练可使孩子从原始反射的无意抓握过渡到有意抓握（每次1～2分钟）。

7.摸一摸

妈妈双手搓热，轻轻地从上至下按摩孩子的四肢、手脚、胸腹、后背，动作要轻柔。同时可轻唤孩子的名字，告诉他你在做什么，或为他念一段上口的童谣。孩子会因此感到舒适和愉快，并且可促进孩子的血液循环。

在活动前，要洗手，剪指甲，摘掉手表、戒指等金属物，以免划伤孩子。

活动时应随时观察孩子，若哭闹得厉害要停止按摩。

每组动作重复4～5次，每天做1～2次。

一边活动，一边跟孩子交流。

洗澡是一种最好的活动训练。

天天做抚触和婴儿操，有利于孩子的情绪愉快。

8.看一看

将几条不同颜色的彩带组成一束，挂在离孩子眼睛30cm的一侧，也可挂在窗户附近，让微风吹舞丝带。当丝带飘动时，孩子的视觉欲得到了满足。也可利用其他物品悬挂并使其摇动。

在孩子的床上方（距眼睛60～100cm）悬挂一个红色气球和一些铃铛。让孩子仰卧在床上，妈妈一边说："小朋友，红气球，多好看哪！"一边拨动铃铛，引导孩子注视红气球。妈妈也可坐在孩子面前，拿一个色彩鲜艳的玩具，如红气球等，在距离孩子20cm左右处来回慢慢移动几下。观察孩子对色彩刺激的反应，如果孩子的目光至少有两次捕捉到气球就可以了。做以上动作的同时，妈妈可用温和的语言引逗孩子。

选一些颜色鲜艳、声音悦耳、造型精美的吊挂玩具，如苹果、橘子、梨，彩色气球、吹气娃娃及小动物、彩条旗、小灯笼、颜色鲜艳的充气玩具、拨浪鼓、摇铃等。

最好每周更换不同颜色的气球。妈妈说话要清楚、缓慢、柔和。还可轻轻拍动气球，看看孩子的眼睛能否随气球移动。光线、色彩和图形可促进孩子智力发展。

9.听一听

在孩子感觉不舒服而啼哭时，妈妈在孩子床前摇动会发出声响的玩具，如铃铛等。一般孩子听到响声，就会安静下来。妈妈边摇玩具边观察孩子的反应，以柔和的语调哄孩子："小朋友，怎么了？好了，别哭了，妈妈来了。"

妈妈若能唱歌给孩子听更好。孩子睡着不哭的时候，也可做这样的游戏。经常给孩子听音乐，常听音乐好处多。

10.说一说

当孩子哭时，家长用温柔、亲切的语调和孩子说话，使孩子懂得家长的安慰，如"小朋友，饿了，等一等，我在给你准备食物呢！"反复多次后，孩子慢慢也会懂得暂时不哭，等待家长满足他的要求，家长无论在对孩子做什么事的时候，都应用亲切、柔和的言语和孩子沟通交流，妈妈应细心观察孩子的哭声，设法理解孩子哭的原因，妈妈对新生儿要求的敏感性将大大有利于孩子的智能发展。

不要忘了和婴儿多说话、多交流。

（三）如何养育智力障碍儿童

家长及儿童工作中在对待智力障碍的儿童时，一定要注意保护孩子的心理不受伤害。

1.爱护智力障碍儿童

建立浓厚的感情，同时又不溺爱。但是家长往往觉得孩子可怜而过分地溺爱孩子，这样会让孩子失去锻炼的机会。因此，在热情地养育孩子时，要建立起深厚的感情，使孩子感到家庭、学校与社会的温暖，同时，注意培养性格，使其开朗、听话，愿意将自己的思想和感情变化与父母、老师交流，并在轻松自在的状态下接受各种教育。

2.以表扬鼓励为主

若儿童的优点或有进步时，应及时给予表扬或鼓励，以增强其上进心。对于其缺点甚至错误，要给予一定的忽视，循循善诱，指导其改正缺点，千万不要训斥，更不能任意打骂。

3.多参加集体活动

智能障碍的儿童，大多性格孤僻，为此，家长和教师要鼓励儿童和小朋友们一起玩耍，尽量创造机会去参加些集体活动，有利于陶冶情操以及培养儿童的集体观念，纠正其孤独、自卑的性格。

4.培养良好的习惯

智能障碍的儿童，品德教育亦非常重要，稍有忽视就会出问题，甚至使其走上犯罪的道路。为此，要在生活中，注意培养儿童遵守纪律、懂礼貌、助人为乐、爱集体、爱护公共财产的好品质，并讲解和示范什么是对的，什么是错的等道德观念，以防止他们受坏人诱惑而犯错误。

5.规律的生活安排

根据儿童的具体情况，安排作息时间，制定合理的起床、吃饭、学习、游戏、体育活动和睡眠的时间顺序。此外，合理地安排与孩子讲故事、唱儿歌、看电视、听广播等，有利于孩子的身心健康。

6.要尊重孩子的自身能力

孩子的自信心，往往在做事成功中建立，不要勉强孩子做一些不能胜任的事情，强迫做超出能力以外的事情，否则，只会打击孩子的自信心。

7.禁止打骂孩子

不要对孩子严厉、苛求，否则会使孩子养成自卑、胆怯、逃避等不健康心理，或导致儿童出现反抗、残暴、说谎、离家出走等异常行为。

8.不要恐吓孩子

不要欺骗孩子、吓唬孩子，否则会丧失孩子心目中的权威性，日后的一切告诫，孩子均不会服从了。

9.不能嘲笑孩子

不要在小伙伴面前当众批评，这会造成孩子怀恨和害羞的心理，严重损害孩子的自尊心。

10.情绪要和谐

不要对孩子喜怒无常，否则会使孩子变得敏感多疑，情绪不稳，胆小畏缩。而家长要学会控制自己的情绪，不要随意拿孩子出气。

（四）智力障碍儿童的日常护理

儿童智力障碍的突出表现为学习能力差，在日常生活中很难自理，给儿童的生活以及未来发展造成了很大的影响。良好的护理方法可有效提高孩子的生活能力发展。那么，在护理方面，需要注意些什么呢？

1.提高独立生活能力

包括吃饭、喝水、穿衣、大小便等的生活能力训练，安排适当的集体活动，有利于孩子智力的发展。加强动作训练，包括抬头、翻身、坐、站、走等动作和平衡能力训练，训练孩子手、脑的协调能力。

2.加强饮食营养

给孩子多吃有利于大脑和身体发育的富含蛋白质、维生素和各种微量元素的食物，如鸡肉、鲜鱼、牛奶、瘦肉、蛋黄、木耳、动物内脏、水果、豆类、花生、小米、玉米、香菇、海带、腰果、松仁、核桃、黑芝麻等。

3.培养交流能力

可面对面地教孩子进行口的开闭，舌的前后、左右、上下及吹口哨、鼓腮等运动，并进行口语交流。最好让孩子先学会一些简单的词语，如妈妈、爸爸、阿姨、我、吃等，使孩子体会到和人简单交流的快感，逐渐主动模仿学习。

4.培养认知能力

可给孩子不同形状、大小、数量、颜色、功能各异的卡片、画片、玩具、实物等，以启发孩子的智力。

5.防止意外发生

不要让儿童独自外出，以免走失或发生各种意外事件，如车祸、落水、受骗、遭戏弄等。

特 别 提 示

智力障碍儿童房间家具的配置

在智力障碍儿童的房间里配置一些具有游戏功能及童趣的家具，不仅仅是为智力障碍儿童提供了生活的必需，还能够帮助妈妈培养智力障碍儿童乐观的性格，对提高智力障碍儿童的智力水平有一定帮助。

一般来说，帮助智力障碍儿童选择家具要遵循这几项原则。

第一重视安全性 物理安全：指家具的强度是否符合标准、家具的棱角是否经过妥善处理、其他设计是否存在对智力障碍儿童的潜在危险。由于智力障碍儿童天生好动，因此家具必须安全稳固，避免智力障碍儿童将家具掀倒而受到伤害。

化学安全：指家具的材料、胶、漆及工艺过程是否使家具含有有害的化学物质，如常见的各种有害重金属（铅、水银等）、苯、酚及游离甲醛等。智力障碍儿童尚处于身体的发育时期，对有害物质的抵抗力很弱，因此家具的化学安全性对智力障碍儿童的身体发育及一生健康均有不容忽视的重要性。

第二重视成长性 智力障碍儿童长得特别快，因此购买儿童家具时应选那些能使智力障碍儿童从小用到大的家具。好的儿童家具应富于变化、易于配套，在设计上充分考虑智力障碍儿童的成长。

第三重视趣味性 购买有童趣的家具会使智力障碍儿童有一个快乐的活动空间，有效促进智力障碍儿童的成长。比如可以自由组合的家具，孩子可以通过不断变化的家具组合和摆放形式，使孩子们在使用家具的同时，也能够从中感受到无限乐趣。

二、益智药膳食谱

对于智力障碍的儿童来说，应多选用瘦肉、蛋黄、鹌鹑蛋、鱼虾类、海带、紫菜、牛奶、豆类、谷类、蔬菜、芝麻、核桃、花生米、金针菇等食物，多食用一些富含微量元素碘、锌和富含尼克酸（即烟酸）及色氨酸的食物，具有健脑益智的保健作用。

（一）健脑益智食谱

蜜煮鹌鹑蛋

选料：鹌鹑蛋6个，蜂蜜100g，姜片少许。

制作：将鹌鹑蛋洗净，放入锅内，加入适量水煮熟，去壳，然后放入适量清水、蜂蜜、姜片，煮至蛋熟即成。

口味：味甜，蛋嫩。

功效：鹌鹑蛋营养全面而丰富，其蛋白质、维生素B_1、维生素B_2、铁等均高于鸡蛋，并含有芦丁和对大脑有益的卵磷脂、激素等。鹌鹑蛋能补虚健体，强身健脑，补益气血，降脂，降压等，蜂蜜含有葡萄糖、蛋白质、维生素B_1、维生素B_2、维生素E、烟酸、铁、磷、钙等，能使人长寿，智慧。儿童尤其要常食，有利于大脑的发育，增强记忆。

芝麻拌菠菜

选料：芝麻50g，菠菜150g，精盐、香油、味精各适量。

制作：将菠菜洗净，切成小段，放入开水中焯至半熟，迅速捞出，沥净水分放在盘中。芝麻洗净，晾干，倒入炒勺中，用小火炒熟，溢出香味，倒入菠菜盘中，再加入精盐、味精、香油，拌匀即可。

口味：清淡，鲜香。

功效：芝麻含有大量的蛋白质、脂肪、维生素、钙、磷、铁等人体所需的营养成分。芝麻中的脂肪主要为油酸、亚麻酸、棕榈酸等不饱和甘油酸。它和卵磷脂一起，能补充大脑营养所需。芝麻中的维生素E，具有健脑和使身体免陷入酸性状态，保持头脑活力的功能。它能补五内、益气力、长肌肉、填脑髓。芝麻是很好的益智食物，配以菠菜，则增强补中益气，益智健脑，利肠胃的作用。智力障碍患儿常食此菜，可使脑力增强，思路敏捷。

海带炖豆腐

选料：豆腐100g，海带50g，精盐、葱花、姜末、花生油、味精各适量。

制作：将海带用温水泡发，洗净，切成小菱形片。豆腐切大块，放入锅中，捞出晾凉，切成小方丁。锅内花生油烧热，放入葱花，姜末煸香，放入豆腐、海带，注入适量清水，烧沸，改小火炖至入味，点入味精，出锅装碗即成。

口味：味鲜美，豆腐嫩，海带软。

功效：海带主要含褐藻胶酸、甘露醇、碘。常吃可预防甲状腺肿和维持甲状腺功能，对患者大有益处。对脑和神经系统功能的发育有重要作用。甘露醇对治疗脑水肿，脑肿胀有效。海带与富含蛋白质、钙、磷等营养成分的豆腐配成菜，营养丰富，其中钙对神经有镇静作用。磷是构成脑神经细胞的重要成分。铁是人体红血球的组成部分，具有给脑输送氧气的功能。智力障碍的儿童常食此菜对改善脑细胞功能，提高智力大有好处。

核桃仁粥

选料：核桃仁50g，粳米60g，冰糖适量。

制作：将核桃仁洗净，用沸水浸泡，除去种皮。将粳米洗净，与核桃仁一同放入砂锅中，加水适量。用旺火烧沸后，改用文火煮至粥稠时加入冰糖，调匀即成。

口味：味香甜，黏稠。

功效：核桃含蛋白质15%，脂肪50%~70%，维生素B$_2$，维生素E，胡萝卜素，钙，磷，铁等，其中脂肪主要含有亚油酸、亚麻酸和甘油酯，这些油脂成分不仅是构成脑组织的基础，而且能改善脑神经的功能。核桃中的锌、锰又是构成脑垂体胰腺的关键物质，具有益血补髓，强筋壮骨，延年益寿之功效。常食此粥可治儿童智力障碍。

花生米大枣粥

选料：花生米10g，大枣10g，龙眼肉10g，粳米50g，糖适量。

制作：将花生米碾碎，大枣洗净去核，粳米淘净。锅置火上，放入适量清水，下入花生米、大枣、龙眼肉、粳米。先用旺火烧开，后用文火煮至粥快熟时，加糖适量，煮至粥熟烂即成。

口味：甜香适口，黏稠软烂。

功效：花生米含有丰富的不饱和脂肪酸、蛋白质，还含有胡萝卜素、维生素，为脑提供丰富的物质，有利于大脑的发育。大枣富含维生素C等，能补脾和胃，保肝，调和补血。龙眼能补益心脾，养血安神。此粥是很好的健脑益智粥品，能补脾胃，益气血，治疗儿童智力障碍。

黄豆炖排骨

选料：黄豆200g，排骨500g，料酒、精盐、味精、葱段、姜片、青蒜末、酱油各适量。

制作：将黄豆洗净，下锅煮熟，排骨斩成块，锅中注入清水，加入排骨、葱段、精盐、姜片、料酒，旺火烧沸后，改为文火炖，加入黄豆，烧至肉熟烂入味，点入味精，盛入大碗内，加入青蒜末。

口味：肉烂，鲜香。

功效：黄豆含有丰富的蛋白质、脂肪、钙、磷、铁。脂肪富含不饱和脂肪酸和软磷脂，为脑提供丰富的营养成分。"长肌肉，益颜色，填骨髓，加气力，补虚能食"。排骨含有丰富的蛋白质、脂肪、钙、锌、磷。此菜有很好的健脑益智作用，可改善脑细胞功能，治疗儿童智力障碍。

金针菇炒鸡丝

选料：鲜金针菇200g，鸡丝150g，花生油，蛋清，湿淀粉，葱姜末、精盐、料酒、味精、香油各适量。

制作：将鸡丝加蛋清，精盐，湿淀粉，轻轻抓匀上浆。金针菇摘洗干净，切小段。炒锅上火，放花生油烧热，下入浆好的鸡丝，轻轻划散至刚熟，捞出，沥油。锅内留少许油，下葱姜末煸香，放入金针菇和划散好的鸡丝稍炒，再下料酒，精盐略炒，淋上香油，装盘。

口味：清香，鲜嫩。

功效：金针菇含有丰富的蛋白质、脂肪、维生素B_2、维生素C、钙、磷、铁及胡萝卜素，多种氨基酸和核酸等营养成分，经常食用对儿童增强记忆，开发智力，增长身高有重大作用。国外将其称为"增智菇"。金针菇与有温中补气，补精填髓功用的鸡肉配成菜，有极好的健脑增智作用。

鸡头粥

选料：芡实（鸡头米）30g，粳米30g。

制作：将芡实米、粳米淘洗干净，放入锅中，加入适量清水煮粥，待粥煮至烂熟，即可食用。

口味：鲜美，清淡。

功效：芡实含丰富的磷、胡萝卜素、蛋白质及多种微量元素。具有益精气，填精益髓，益智安神的作用，可治疗儿童智力障碍。

香菇蒸带鱼

选料： 鲜带鱼300g，香菇50g，精盐、味精、料酒、葱、姜、清汤各适量。

制作： 将带鱼洗净切块待用，用温水将香菇胀发好，葱切段，姜拍松。将带鱼放入汤盘，加香菇、姜、葱段、精盐、味精、清汤后，上笼用旺火大气蒸15分钟至熟，取出食用。

口味： 鲜美，肉嫩。

功效： 带鱼含有丰富的二十二碳六烯酸（DHA），DHA具有提高大脑功能，增强记忆力，防止大脑衰老的作用。香菇含有丰富的蛋白质和多种氨基酸，多种维生素，钙、磷、铁等，能强化神经系统功能，提高记忆力。此菜适合智力障碍儿童食用。

金针菇煨乌鸡

选料： 乌骨鸡1只约1500g，去毛及内脏洗净；金针菇50g，清理干净，黄酒、生姜、精盐各适量。

制作： 两种原材料共入盛有清水的大砂锅内，投入黄酒、生姜、精盐，用武火煮沸后，改文火煨至鸡熟，分日分次酌量食用。

口味： 鲜美，肉嫩。

功效： 鸡肉性温味甘，能温中益气，补精填髓。金针菇含锌量较高，能有效促进青少年智力发育，国外学者誉之为"益智菇"。两者合用可补益脑髓，增强智力。适用于精气虚亏所致的失眠健忘，眩晕头痛，记忆力衰退。

桑椹粥

选料： 鲜桑椹60g，或干桑椹40g，糯米100g，冰糖适量。

制作： 原料淘净放锅内加水适量，用文火烧至沸滚，投入桑椹及适量冰糖，一起熬至粥黏稠。每日早晨空腹食用。

口味： 鲜美，清淡。

功效： 桑椹性寒味甘，为凉血补血益阴之果药。能耳聪目明，安魂镇魄。以桑椹与补中益气的甘温糯米煮粥，并以滋补的冰糖调味，能养肝益血健脑，提高记忆力。适用于神经衰弱，头痛目昏，记忆力差。

菊花枣仁桂圆茶

选料： 白菊花4朵，炒枣仁2g研碎，桂圆肉4枚，蜂蜜适量。

制作： 上述所有食材共放入杯内以沸水冲泡，待稍温调入蜂蜜1匙。饮茶吃桂圆肉。

口味： 鲜美，清淡。

功效： 白菊花性凉味甘苦，能明目清脑醒神。以其配养心添髓安神的甘平酸枣仁，以及养脑的桂圆肉，并辅佐甘润的蜂蜜，共有清脑醒神益智之功，适用于记忆力减退，目糊眼花，神志纷乱等证，大脑疲劳者尤宜。

鳝鱼筋骨汤

选料： 鳝鱼250g，牛蹄筋25g，党参10g，当归8g，细葱、生姜各5g，味精3g，精盐2g。

制作： 将鳝鱼宰杀，去骨及头尾，洗净，切节；牛蹄筋用温水泡发；党参、当归洗净，沥水，切片，用干净纱布袋装好扎紧待用；取一砂锅，放入鳝鱼、牛蹄筋、药袋，加入水适量；先用大火烧开，撇去浮沫，再用小火慢炖；待熟烂时，去药袋，再加入姜、葱炖一下，加入味精、精盐调味即可食用。

口味： 鲜美，肉嫩。

功效： 益精填髓，补气血，强筋骨。

（二）健脑益智食品

可配合包子、馒头、面包等作为早餐，也可作为两餐之间的加餐，具有健脑益智，补益气血的作用。

1.桃豆花生浆

核桃肉1个，花生20粒，黄豆20粒，晚上清水润透，早晨捣烂加水滤过，煮沸加糖适量即成。

2.银耳樱桃汤

银耳3g，晚上煮透装入保温瓶内，晨起煮10分钟，加蜜樱桃10粒、白糖适量即成。

3.芝麻黄豆糊

黑芝麻10g，黄豆50g，糯米蒸熟阴干50g，各炒熟共研末即成。每天早晨50g，开水调散，加糖稍煮，即可服用。

(三) 合并多动症的益智食谱

在智力障碍的儿童中，合并多动症状时，可考虑多摄入以下食物。

木耳拌蜇头

选料：海蜇头150g，木耳30g（已发），青蒜、酱油、醋、味精、香油各适量。

制作：海蜇头洗净并切成4cm长的细丝，下开水中焯下，木耳洗干净切成丝。青蒜洗净切成4cm的长段。将以上三种掺在一起，浇上酱油、醋、味精、香油，拌匀即成。

口味：软糯，清淡。

功效：海蜇含碘、胆碱等，尤其富含碘、钙、铁等元素。儿童缺碘、铁可使脑功能异常，而钙是调节神经兴奋的传导物质。海蜇还有一定的安定作用；木耳含有丰富的蛋白质、脂肪、碳水化合物、钙、磷、铁、B族维生素等。这些都是大脑最需要、最易吸收的物质，可改善孩子的神经信息传递，并减轻多动症状。

淡菜（干）蒸蛋

选料： 鸡蛋2个，淡菜25g，精盐、葱花、香油各适量。

制作： 将淡菜用温水洗净，放在热水中浸泡，胀发后，去杂质切末。碗中放入精盐、葱花，磕入鸡蛋，将蛋搅匀，加入适量温水，撒入淡菜末，上笼蒸约20分钟取出，淋上香油即成。

口味： 鲜嫩可口。

功效： 淡菜所含的蛋白质、脂肪、钙、磷、铁、B族维生素特别丰富，有一定的安定作用。钙和维生素B_2在脑细胞兴奋与抑制过程中起着重要作用。鸡蛋含蛋白质、脂肪、卵磷脂、维生素A、B族维生素、钙、磷、铁等，对脑发育有益，可改善孩子的神经信息传递，从而减轻多动症。这道菜具有镇心、安五脏、止惊、安胎的功效。

芝麻肝

选料： 猪肝150g，芝麻75g，蛋清半个，面粉30g，精盐、姜末、葱末、豆油各适量。

制作： 猪肝洗净切片（薄），用蛋清、面粉、精盐、葱末、姜末调匀，放入猪肝沾浆，粘满芝麻。锅中放油，烧至七成熟，放入炸透，出锅。

口味： 外酥里嫩，咸香适口。

功效： 芝麻含有大量的蛋白质、脂肪、维生素、钙、磷、铁等人体所需要的营养成分。芝麻脂肪中的亚油酸、卵磷脂、亚麻酸能营养大脑，可改善孩子神经信息传达，从而减轻多动症。猪肝有丰富的铁、维生素A，对脑有益。此菜可常食。

牡蛎豆腐汤

选料： 鲜牡蛎150g，嫩豆腐1块，精盐、味精、葱丝、蒜片、湿淀粉、花生油各适量。

制作： 将牡蛎洗净，豆腐切成小块。锅内放花生油烧热，蒜片下锅煸香，加入水。待水开后加入豆腐、精盐。开后再加入牡蛎、葱丝，用湿淀粉勾稀薄芡，加入味精。

口味： 鲜美，清淡。

功效： 牡蛎含丰富的锌，是人体内100多种酶合成的重要物质。缺锌能加重多动。豆腐含丰富的蛋白质、钙，能帮助脑细胞发育。此汤常食能改善神经信息传递，减轻多动症状。

煮花生米

选料： 花生米250g，精盐、葱段、姜片、花椒、桂皮各适量。

制作： 将花生米洗净，放入锅中，加入葱段、姜片、花椒、桂皮，注入适量水，烧沸后，改为文火焖煮，加入精盐，至花生米熟透入味，即可出锅。

口味： 花生软烂，咸香适口。

功效： 花生米中蛋白质含量丰富，脂肪、不饱和脂肪酸、卵磷脂、锌含量也较多，还含有胡萝卜素、B族维生素、维生素E、铁、磷等，这些物质对脑均有益。卵磷脂是神经系统所需的重要物质，多吃花生米可有助于脑的发育和营养，增加自控能力，减轻多动症状。

桃仁芝麻饼

选料： 黑芝麻、核桃仁各等量，面粉、白糖各适量。

制作： 将核桃仁研成碎末，黑芝麻洗净，去杂，晾干，研末。面粉、白糖、核桃仁末、芝麻末放入盆中，拌匀，放入适量温水和成面团，制成小饼，放在烤炉中烤熟，即可食用（也可将面粉、核桃仁、芝麻末放入锅中炒熟，调开水后食用）。

口味：外酥里嫩，香甜可口，儿童喜食。

功效：核桃仁、黑芝麻均含有丰富的卵磷脂，是健脑食物，常食有益，能滋补大脑和神经细胞，减轻多动症状，适用于多动，精力不集中的儿童。

（四）智力障碍儿童的饮食策略

1.益智的营养素

（1）牛磺酸

牛磺酸是一种含硫氨基酸，主要存在于哺乳类动物乳汁中，如牛奶等，为大脑发育所需的最多的游离氨基酸之一，能促进脑和神经细胞发育。牛磺酸是生长因子，诱发细胞产生新的遗传物质和促进细胞的增殖，增强大脑的功能，调节激素的释放、提高脑细胞的活性，增强记忆力，同时又是神经细胞活性的调节因子。在胎儿、婴幼儿中，牛磺酸对中枢神经系统和视网膜的发育有重要作用，若缺乏，可出现智力障碍，影响神经系统的正常发育。

（2）脂肪

脂肪是儿童大脑发育不可缺少的营养物质，人体大脑细胞需要脂肪参与组成，而牛奶中含有丰富的脂肪。牛奶中不饱和脂肪酸中，如亚油酸、亚麻酸、花生四烯酸是必需脂肪酸，可促进神经系统的发育。牛奶中的碘、锌和卵磷脂可提高大脑的工作效率，镁能增加神经系统的耐疲劳能力。

（3）锰

牛奶中的锰，对人脑中枢神经系统的工作也很重要，一旦缺锰，往往会出现反应迟钝、记忆力减退等症状。

（4）维生素

牛奶中含有多种维生素，如B族维生素，能维持神经系统的正常功能，促进智力活动，防止多发性神经炎。烟酸（维生素B_3）能防止儿童智力障碍、语言行为混乱、进行性痴呆症等。维生素B_6、维生素B_{12}、叶酸都和儿童神经系统的发育有密切关系，对智力发育有益。在儿童期，坚持每天喝250ml以上的牛奶，可使脑和神经系统更加健康，提高智力发育水平。

（5）海带

孕妇常吃海带可防止孩子智力障碍，因海带富含碘、钙、磷、硒等多种人体必需的微量元素，其中钙含量是牛奶的10倍，磷含量比所有的蔬菜都高。同时，含有丰富的胡萝卜素、维生素B_1等，有美发，防治肥胖症、高血压、水肿、动脉粥样硬化等功效，所以，海带常被称作长寿菜。

昆布，中药名，亦名为海带，具有止呕功用。在孕早期，海带不仅可用来止呕，而且是孕妇最理想的补碘食物，促进胎儿的大脑发育。若孕妇缺碘时，使体内甲状腺素合成受到障碍，则可导致脑发育不良、智商低下。即使出生后补充足够碘，也难以纠正先天的损害。因海带性寒，对于孕妇来说，烹饪时宜加些性热的姜汁、蒜蓉等。此外，海带与肉骨或贝类等清煮做汤，清炒海带肉丝、海带虾仁，或与绿豆、大米熬粥，或凉拌，也都是很好的选择。

在用海带煮汤时，海带要后放，不加锅盖，大火煮5分钟即可。炒海带前，先将洗净的海带用开水焯一遍，这样炒出来的菜才更加脆嫩鲜美。

（五）智力障碍儿童禁忌的食物

1.松花蛋

松花蛋是比较喜欢的食物之一，不少人喜欢凉拌着吃，也用作皮蛋煮粥喝。但是，此食物不能多食，尤其是孩子，因为松花蛋制作过程中常常与多种重金属超标存在关联，如含有一定量的铅。因此，儿童最好少吃松花蛋。

当然，也不能因噎废食，完全杜绝食用松花蛋，毕竟松花蛋也是一种传统美食。但在选用时，可"一看二摇"，即优质皮蛋外表泥状包料完整、无霉斑，包料剥掉后蛋壳完整无破损，此外，摇晃时无动荡声。优质的松花蛋，去皮后整个蛋凝固、不粘壳、清洁而有弹性，其蛋白是暗褐色的透明体，而被污染的松花蛋则呈浅绿色，韧性差，易松散，则不能食用。

2.含铅食物

铅是脑细胞的一大"杀手"，食物中含铅量过高会损伤大脑，造成智力障碍，如爆米花、皮蛋等。

如果摄入过多的铅，将导致智力下降，损害神经系统的发育，引起听力异常，对记忆和视觉产生影响，长期累积性的铅暴露还能导致血压上升。尤其是儿童机体排铅能力要远远低于成人，所以对儿童的伤害更为明显。此外，为了尽量使儿童少吸收一些铅，可让孩子多吃富含膳食纤维的食物，具有促进排铅作用，如芹菜、粗杂粮等。多吃富含果胶的水果，比如苹果、山楂等。

3.含铝食物

世界卫生组织指出，人体每天摄铝量不应超过$60\,mg$。若每天摄取$50 \sim 100g$油条，即可超过允许摄入量，导致记忆力下降，思维能力迟钝。经常使用铝锅炒菜，铝壶烧开水，也可促进铝的摄取。

4.含过氧脂质食物

过氧脂质对人体有害，如果长期从饮食中摄入，并在体内积聚，可使人体内某些代谢酶系统遭受损伤，促使大脑早衰或痴呆。过氧脂质主要存在于油温在200℃以上的煎炸类食物和长时间曝晒于阳光下的食物，如熏鱼、烧鸭、烧鹅等，以及咸鱼干、腌肉及含油脂较多的食物。而炸过鱼或虾的油，很快氧化并产生过氧脂质。

5.含糖精、味精食物

糖精用量应加以限制，否则会损害脑、肝等细胞组织，也可诱发膀胱癌等。1周岁以内的婴儿食用味精，可引起脑细胞的坏死；妊娠后期的孕妇多吃味精，则会引起胎儿缺锌，阻碍胎儿体格和神经发育。

6.过咸食物

人体对食盐的生理需要极低，成人每天7g以下，儿童每天4g以下。习惯吃过咸食物的人，不仅会引起高血压、动脉粥样硬化等症，还会损伤动脉血管，影响脑组织的血液供应，使脑细胞长期处于缺血缺氧状态而导致大脑迟钝，记忆力下降，甚至过早老化。

三、儿童智力障碍的预防

预防儿童智力障碍的致病原因是降低患病率的最根本措施。1981年联合国儿童基金会提出了智力障碍三级预防的概念。三级预防的中心是将预防、治疗和服务紧密结合起来。三级预防措施包括初级预防、二级预防和三级预防。

（一）初级预防

初级预防是消除病因，防止智力障碍的发生。主要措施包括遗传咨询、围产期保健和产前诊断等，防止智力障碍的生物学原因；提高经济文化水平、心理文化素质和教育水平，防止社会心理文化型智力障碍的发生，包括：①给孕妇进行卫生教育和营养指导；②进行产前和围产期保健（高危妊娠管理、新生儿重症监护、劝阻孕妇饮酒吸烟、避免或停用对胎儿发育有不利影响的药物）；③传染病（病毒、细菌、原虫）的管理；④遗传代谢检查及咨询（避免近亲婚姻、检查出携带者）；⑤环境保护（防止理化因素污染、中毒及噪声损害）；⑥减少颅脑外伤及意外事故，正确治疗脑部疾病、控制癫痫发作；⑦加强学前教育和早期训练；⑧禁止忽视和虐待儿童。

1.要做好围产期保健

专家认为，婴儿的脑发育有赖于神经胶质细胞。而营养不良的婴儿脑细胞数减少，致使低体重婴儿的婴儿期死亡率和脑瘫痪发生率高于正常体重的婴儿。所以孕母的营养摄入，对胎儿的大脑发育至关重要，甚至可影响终身。

因此，准妈妈的饮食要合理搭配，合理的营养摄入可以在预防孩子的智力障碍、脑瘫痪上起到很大的作用。在怀孕第七周开始，胎儿大脑显现雏形，神经管开始发育。在孕早期、孕中期，大脑发育迅速，是脑部发育的关键窗口期，同时，对营养素的需求达到了高峰。若此时孕妇营养素摄入不足，可导致孩子出生后智力发育迟缓和脑功能异常，故此时补充叶酸、DHA、胆碱和铁等，对大脑的发育有重要的促进作用。此外，孩子出生后至6岁，也是大脑持续发育的重要时期，充足的营养供给对孩子大脑发育亦至关重要。

准妈妈由于需要供给宫内胎儿足够的营养以保障其正常的生长发育，所以整个孕期都需要增加营养。因此，准妈妈一定要均衡饮食，以保证胎儿的营养摄取。

蛋白质

一般非孕妇每日所需的蛋白质为0.9g/kg（以体重计）。妊娠期则需要另加30g/d，即为其所需量。如按体重50kg计算，则孕妇每天所需蛋白质的量为45g + 30g = 75g。肉类，尤其是牛肉和瘦猪肉的蛋白质含量较高，乳类和蛋类中的蛋白质含量也高，同时最易被消化和吸收。

碳水化合物

谷类食物是孕妇获取热量的主要来源。孕妇所需要的总量，平均每天为0.4~0.45kg。但还需按照他们平常每日进食副食品如蛋类、鱼类、肉类的多少来定。蛋类、鱼类、肉类食物的量多点，谷类食物就相对少一些。

维生素

维生素是很重要的营养物质，对于胎儿的生长发育有着重要作用。

维生素A 孕妇对维生素A的需要量比非孕期要多出20%~60%。食物中以动物的肝脏、蛋类、鱼肝油、牛奶中的含量较多。

B族维生素 主要预防神经炎，为身体各组织维持正常功能所必需。含B族维生素较高的食物有米麦的皮和胚芽、白菜、动物肝脏、芥菜等。

维生素C 含维生素C最多的食物有果品类、西红柿、白菜、菠菜等。

维生素D 根据不同孕期，在医生指导下适量增加维生素D和钙的补充，同时也应增加烟酸、叶酸等的摄入量。

其他

DHA 可促进孩子视力和认知发育，是脑细胞膜中磷脂的重要组成部分。妊娠期妇女摄取充足的DHA可促进孩子脑部和视网膜细胞的生长和发育。DHA主要存在于海鱼和海产品中，可建议孕妇每周能吃3～4次鱼虾类，其中包括一次海鱼，以保证胎儿DHA的供给。

胆碱 有益于改善孩子记忆力，如果孕妇缺乏可导致胎儿的神经细胞凋亡，影响大脑记忆功能的发育。建议妇女在孕期和哺乳期每天摄入550mg的胆碱，大约相当于150g牛肝，一颗鸡蛋或一斤牛肉所含的量。

铁 若孕期患有贫血症或糖尿病，或者抽烟，以及早产都可导致新生儿脑部缺铁。当新生儿血清铁蛋白少于$35\mu g/L$时，表明脑部缺少铁质，会对婴儿早期的智力发育带来明显的障碍，尤其是影响儿童的注意力及短时记忆力等。建议孕妇可摄取猪肝、鱼、瘦猪肉以及大豆和韭菜等食物，补充足够的铁质。

海带 海带富含碘、钙、磷、硒等多种人体必需的微量元素，其中钙含量是牛奶的10倍，含磷量比所有的蔬菜都高。海带还含有丰富的胡萝卜素、维生素B_1等维生素，有美发，预防肥胖症、高血压、水肿、动脉粥样硬化等功效，所以海带一直都被称为长寿菜。

有专家提出，在孕早期，海带不仅可止呕，而且还是孕妇最理想的补碘食物，也是促进宝宝大脑发育的好食物。这是因为孕妇缺碘会使体内甲状腺素合成受影响，胎儿如不能获得必需的甲状腺素，会导致脑发育不良、智商低下。即使出生后补充足够碘，也难以纠正先天造成的智力障碍。所以，孕妇可适当多吃一些海带。不过海带性寒，对于孕妇来说，烹饪时宜加些性热的姜汁、蒜蓉等，而且不宜放太多油。

最适合孕妇的海带吃法是与肉骨或贝类等清煮做汤，清炒海带肉丝、海带虾仁，或与绿豆、大米熬粥，还有凉拌，也都是不错的选择。

在用海带煮汤时须注意，海带要后放，不加锅盖，大火煮5分钟即可。炒海带前，最好先将洗净的鲜海带用开水焯一遍，这样炒出来的菜才更加脆嫩鲜美。

2.产前筛查

产前筛查是采用简便、可行、无创的检查方法，对发病率高、病情严重的遗传性疾病（如唐氏综合征）或先天畸形（神经管畸形等）进行产前筛查，检查出子代具有出生缺陷高风险的人群。通过筛查出可疑者再进一步确诊，是防治出生缺陷的重要步骤。

产前筛查是指对妊娠14~20周的孕妇进行筛查，即抽取孕妇血液定量检测甲胎蛋白（AFP）和绒毛膜促性腺激素（HCG），结合孕妇的年龄、采血时的准确孕周，应用计算机软件检测胎儿患某些疾病的危险系数。如孕妇危险系数高，则称为高危人群，即胎儿患某些遗传性疾病的可能性较大。

产前筛查的方法非常经济、简便且安全，只需要抽取孕妇2ml静脉血即可进行，对孕妇和胎儿没有任何影响。产前筛查不是确诊检查，要想知道胎儿是否患病，还需做产前诊断。筛查后大约有12%~15%的孕妇被视为高危人群，要做进一步的确诊检查。

（二）二级预防

在于早期诊断并给予特殊处理，包括：①对高危新生儿进行随访，早期发现疾病，并给予治疗，尤其应该注意，早期营养（蛋白质和铁、锌等微量元素）供应和适当的环境刺激对智力发育有良好作用；②对学龄前儿童定期进行健康检查（体格、营养、精神心理发育、视觉和听觉）；③新生儿代谢性疾病（如甲状腺功能低下、苯丙酮尿症）筛查；④产前诊断、羊水检查（染色体病、神经管畸形、代谢性疾病）。

1.产前诊断

产前诊断又称宫内诊断。它是为了了解胎儿在子宫内的健康情况，有无先天性畸形或遗传病，用某些特殊检查方法在子宫内对胎儿进行诊断，以便及早采取措施避免残疾儿的出生，提高出生人口的素质，是优生学的重要组成部分。

产前诊断可以对染色体病（生长发育迟缓，智力障碍、畸形、性发育障碍等多种先天缺陷），X连锁遗传病，先天性代谢缺陷病（苯丙酮尿症等）进行确诊。

产前诊断方法依据取材和检查手段的不同，一般分为两大类，即创伤性方法和非创伤性方法。前者主要包括羊膜腔穿刺、绒毛取样、脐血取样、胎儿镜和胚胎活检等；后者包括超声波检查、母体外周血清标志物测定和胎儿细胞检测等。目前产前诊断仍以创伤性方法为主，以羊膜腔穿刺和绒毛取样两种最常用。取材时具有以下风险：胎儿一过性心动过缓；0.1%~0.9%的比例发生早产或胎儿宫内死亡；取脐血后脐带胎盘渗血；取羊水后极少见的羊膜腔内感染。

特 别 提 示

产前诊断的对象

孕妇年龄达35岁或以上；

孕早、中期血清筛查阳性的孕妇；

夫妇一方为染色体病患者，或曾妊娠、生育过染色体病患儿的孕妇；

夫妇一方为先天性神经管缺陷患者，或曾妊娠、生育过该病患儿的孕妇；

有不明原因自然流产史、畸胎史、死胎或死产史的孕妇；

怀有严重单基因遗传病高风险胎儿的孕妇；

有异常胎儿超声波检查结果者（含羊水过多者）；

夫妇一方有致畸物质接触史；

疑为宫内感染的胎儿。

2.新生儿疾病筛查

新生儿疾病筛查中对苯丙酮尿症和先天性甲状腺功能减退症这两项新生儿筛查比较普及。

采用的办法是：在新生儿开始吃奶72小时后从足跟取几滴血，使血洇在试纸上进行苯丙酮尿症和先天性甲状腺功能低下的筛查。这种筛查可以最后排除孩子是否患有这两种疾病。

另外，听力筛查采用的办法是：耳声发射、脑干听觉诱发电位或/和行为测听等生理学检测方法。由于听力是由外耳、中耳及内耳经过机械能（声波）向电能转换等一系列复杂过程完成的。整个过程中任何一环出现问题都会造成听力损害。检测各个听力发生及传导过程需要客观检查和主观配合共同完成。

3.我国新生儿疾病筛查的病种

（1）苯丙酮尿症（PKU）。

（2）先天性甲状腺功能减退症（CH）。

（3）葡萄糖–6–磷酸脱氢酶缺乏症（G6PD）。

（4）新生儿听力障碍。

📖 **延伸阅读**

新生儿疾病筛查重要提示

您的孩子采足跟血了吗？

孩子出生72小时并充分哺乳后，需要采集足跟血进行遗传代谢性疾病筛查。孩子的足跟血将在您分娩的医院采集，采集后将被专人送到当地新生儿疾病筛查中心进行统一检测。

足跟血采集有何用处呢？

足跟血采集是为了进一步做新生儿疾病筛查。它是新生儿早期通过实验检测方法对一些危害严重并有有效治疗方法的先天性、遗传代谢性疾病进行筛查。这项筛查可以达到早期诊断和治疗，避免其对儿童发育造成不可逆损伤而导致残疾的发生。

足跟血筛查都查哪些疾病呢？

依据《中华人民共和国母婴保健法》，全国目前筛查的遗传代谢性疾病有两种：先天性甲状腺功能减退症和苯丙酮尿症。

先天性甲状腺功能减退症若不治疗将会影响孩子的智力和体格发育。其病因是甲状腺的先天性发育不良、缺如、异位或甲状腺激素合成障碍。

苯丙酮尿症是一种常染色体隐性遗传性疾病，若不尽早治疗，孩子的智力发育将受到严重的影响。在人群中大约每50个人就有1人携带这种基因，当两个携带此基因的人结婚，他们每生育一个孩子就有1/4的机率为苯丙酮尿症的患者。

这两种疾病都有一个共同点，越早开始治疗效果越好，对智力损伤的影响越小。

足跟血筛查是免费的吗？

根据国家的政策，所有出生的孩子都将免费进行新生儿遗传代谢性疾病筛查。

采足跟血后，会给您凭证吗？

孩子采完足跟血后，您分娩所在的医院会发给您一本"＃＃市新生儿疾病筛查证明"，拿到这个证明以后，您务必将它保留好，上面会有您孩子的筛查编号，这可是您查询结果时所必需的。另外在这个证明上会详细地为您介绍新生儿疾病筛查项目。

多久才能查询足跟血结果，如何查询呢？

一般情况，采完足跟血后约一个月后有检测结果。目前各地新生儿疾病筛查的筛查结果无论正常还是异常，都会以短信的形式告诉您，所以您务必保证您留给我们的手机号码是正确的，以便我们及时通知您孩子的足跟血筛查结果。

孩子的足跟血结果异常该怎么办呢？

如果您孩子的足跟血筛查结果异常，除了会收到筛查中心的短信，还会接到电话。所以收到通知后您务必尽快带孩子到当地新生儿疾病筛查中心进行复查，做确诊检查，从而判断孩子是否患有该种疾病。

（三）三级预防

对于儿童智力障碍，一定要实施早期发现，早期干预和刺激。另外，要构筑良好的家庭社会环境，促进儿童的功能康复。

1.儿童早期智力开发

（1）儿童早期智力开发的原则

随着时代的发展，人们观念的改变，让孩子赢在起跑线上已成为所有父母的共识。早期智力开发，更是蔚然成风。那么，早期智力开发并不能随意进行，必须要遵循生长发育的生物学特点，才能获得预想的效果。

顺其天性　根据不同时期儿童的脑发育成熟特点进行训练，遵循大脑发育的规律，抓住大脑发育的关键时机，提供环境条件以发展孩子的智力潜力，既要注意刺激，诱发儿童智力的发展，又要重视培养，发展儿童的良好行为和个性品德。

循序渐进　神经系统的发育成熟有一定的先后顺序，孩子的智力发育也有一定的规律，对儿童进行教育时应遵循生长发育规律和知识本身的顺序性，由易到难，由浅到深，不能超过他们的实际水平和能力，不能操之过急，否则反而会阻碍儿童智力的发展。

因材施教　由于遗传因素、生活环境、接受教育及个人努力程度不同，不同的孩子在身心发展的水平上存在着差异，其兴趣、能力、性格也都不同，即使是双胞胎，其智力水平也不完全相同。因此要根据每个孩子的个性特征，实施不同的教育方式，而且家长不能把自己的兴趣爱好强加在孩子身上。对智力落后的孩子，更要善于发掘各自的特长，激发孩子的兴趣及增强他们的信心，以促进其智力的发展。

避免过度教育　过分的保护会剥夺孩子练习正常动作的权利和机会，以至限制了智力的发展。好奇好动是儿童的天性，过多的干涉会使孩子胆小、怕事，助长反抗心理。过分保护或干涉培养的孩子，缺乏独立性、自立性。过度期望则会造成压力，出现神经衰弱、恐惧、逃学、旷课等不良行为。

寓教于乐　做游戏和讲故事是最生动、具体的教育形式，适合孩子智力发育，各种游戏活动有利于智力的发展。可通过游戏促进孩子的动作、技能的发展，语言的发育，发挥他们的创造性，促进思维能力及想象力的发展。讲故事、听故事具有培养儿童表达力、注意力、思维力及想象力的综合作用，但应注意故事内容要适合孩子的智力水平，言语要生动，注意培养孩子的想象力。

表率作用　"父母是孩子的一面镜子"，言外之意，父母的一言一行对孩子都是教育，如对孩子要守信，穿衣服整齐卫生，言语的温柔礼貌，举止的得体恭雅，处事有条不紊，对长辈尊敬孝顺。

（2）促进婴儿智力发育的养育活动

当孩子开始学习爬行的时候，很多家长会因为觉得地上脏或其他原因，不知不觉地限制孩子的行动是很糟糕的事情。婴儿的爬行有很多好处，如促进大脑的调节，锻炼四肢肌肉等，事实上，婴儿多爬行可预防儿童智力障碍。

爬行有助于婴儿的智力开发，因为婴儿爬行时，经常处于俯卧、抬头的姿势，可促进其颈部肌肉的发育，孩子抬头越高，视野越开阔，孩子可自由观察和探究周围的事物，从而促进神经系统，尤其是大脑的发育。婴儿爬得越多，学说话的速度加快，增强学新知识和看读能力。在儿童期出现阅读困难的孩子，很多是因在其婴儿期缺少爬行环境和爬行训练所致。

婴儿爬行是婴儿时期最好的全身运动，多爬行还可预防肥胖等很多疾病。由于爬行增加热量消耗，躯体的活动也随之加强，从而增强食欲，促进食物消化。经常爬行，可使婴儿皮下脂肪积聚减少，婴儿的肌肉相对坚硬结实。

> **特 别 提 示**
>
> 国外对脑瘫儿童早已采取爬行的训练方法；在治疗损伤性耳聋和语言发育迟缓的儿童中，"爬"也是其中的一种重要治疗手段。

（3）音乐教育可帮助智力开发

音乐在让人放松身心的同时，还有开发人的智力的功效，具体表现在这几个方面。

音乐教育可增强记忆力 音乐活动本身离不开记忆，如曲谱、词谱和音色、音调等都是直接的记忆活动，而欣赏者在倾听音乐时的知觉、感受及其想象、联想等，也是以记忆为前提。同时，音乐活动又能促进和培养人们的记忆，不论演唱、演奏和欣赏音乐，都能促进人们聚精会神，而且引起记忆、思维、想象等一系列心理活动的广度、深度和流畅性。

音乐教育可提高形象思维能力　音乐所具有的优美或崇高的情感特性，对人们的思维活动是一种强烈的推动力，能显著提高人的形象思维能力。音乐结构的对称性、旋律的流畅性、节奏的规律性、内容的情感性，可直接刺激人的感觉器官直至大脑及神经系统的放松和兴奋，使人们产生创造性的思维和巨大的想象力。事实充分说明，许多科学家的发明和创造多数是源于形象思维中的想象力，而音乐是最能引发积极想象力的艺术形象。

音乐教育可开发创造力　音乐看不见、摸不着，主要通过人的听觉来感知和接受。凡是音乐活动，无不包含着创造因素。音乐是提高修养、启发灵感和创造力的重要手段，良好的音乐审美教育对科学创造力可产生巨大的推进作用。培养学生的音乐素质和艺术才能，正是培养创造型人才的重要途径之一。

（4）心灵手巧－多动手指开发大脑

"如果想培养出智力开阔、头脑聪明的孩子，那就必须经常锻炼手指的活动能力。由于手指的活动而刺激脑髓中的手指运动中枢，就能促使全部智力的提高"。许多研究表明，人体内的各个器官，每一块肌肉，在大脑皮层中都有相应的"代表区"，而手指的运动中枢，在大脑皮层中占据了较为广泛的区域，拥有多种多样的神经细胞群。当一个人的双手从事精细、灵巧的动作时，能够激发这些细胞群的活力，使动作和思维的活动能保持有机的联系，表现出敏捷性和流畅性。因此，手的动作越复杂，就越能积极地促进大脑的思维功能。那么，应怎样培养孩子呢？

在孩子出生后，首先要多触摸小小手，促进孩子自己"玩手"，在活动中，认识自己的双手，逐渐知道手心、手背、手腕和手指的部位和相互联系，然后再逐一熟悉5个手指活动和协调动作，如捏拢－放开，屈－伸等。也可通过游戏，如"手指点名"游戏等进行巩固，先是单手练习，熟练后用双手同时练习。

父母可在孩子睡醒后的活动时间里，给孩子一些色彩鲜艳的，易于抓握的玩具，让小婴儿练习抓握的准确性。为了增强孩子对手指活动的兴趣，可安排玩一些小游戏，如"小老鼠"，即孩子先学用拇指和食指做老鼠，再学习加上中指做老鼠顺着身体爬的动作，这个游戏用单手玩。也可用两手分工，一只手做灯，一只手做老鼠，两手配合，共同进行游戏。

应该重视孩子这个时期手指的锻炼，有助于提高婴儿的智力。

（5）帮助孩子的读写活动

读写活动的研究和应用，已形成了较完整的图书教材、玩具和训练办法，可供各位家长学习和使用。

让儿童认识自己，接纳自己，并通过系统的教与学模式，协助儿童培养读写活动，从而培养儿童的自信心。

在沙板上写字、用泥胶搓不同长短的条子砌字、把字的不同部分涂上不同颜色、把切成小块的部分照字仿砌、把字分割成数块拼图、把字砌起或砌成不同文字的组合等，通过不同感官的学习渠道，加强分析及记忆能力。

发掘儿童较容易掌握的某一学习模式，如在视觉记忆方面较强的儿童中，尝试把文字视像化，或以绘图的形式把文字的意义连起来，或把字的组合分拆开来记忆，学会如何有系统地整理文字及理解字句的关系，提升记忆力。若使用背诵方式能较容易学习的儿童，可把文字组合制作成口诀来背诵，也可使用韵律背诵的方式，或在抄写时边念边写，有助加强儿童的记忆力。有效地发掘及运用儿童的强处，是协助自己建立一套学习方法的策略。

让孩子选择自己喜爱而又适合他们的读物，如故事书、报纸、漫画书，题材多样化，并与之伴读。当孩子遇到困难时，不要及时把字读出来，可用停顿、提示、赞赏的方法，诱导儿童萌发读音。可在家中找一个安静的角落，设置小书架或小书箱，布置成孩子的阅读小天地。家长们伴读时必须放下工作，专注与孩子阅读，切忌一边陪伴孩子读书，一边看电视或打电话等进行私人事务。每日时间依孩子的兴趣为准，一般为15～20分钟，但要持之以恒。

2.益智玩具选择要点

不管孩子的智力是否低下，帮助孩子选一些益智的玩具，是有百益而无一害的。在家庭中，配置一些具有游戏功能及童趣的家具，不仅可为孩子提供生活的必需，也可培养孩子乐观向上、活泼开朗的性格，提升智慧和审美品位。但在选用时，要考虑到以下几点要素。

（1）保证安全

玩具（家具）强度是否符合标准、棱角是否经过妥善处理、设计是否存在对孩子的潜在危险等。玩具（家具）的材料、胶、漆及工艺过程是否含有有害的化学物质，如常见的重金属（铅、水银等）、苯、酚及游离甲醛等。

（2）功能齐全

许多父母为了孩子的智力能够更快地发展，通常喜欢购买超出年龄范围的玩具，但功能过多的玩具，不一定能取悦孩童的欢喜。有时候孩子不会使用，心生恐惧或受到挫折，反而降低了某方面的学习能力与意愿。现在的很多智能玩具就充分考虑到操作的难易程度。操作简单的玩具才能潜移默化地培养起学习和探索的习惯，让不断拥有的成就感增强孩子的自信心。

（3）耐久性好

很多家长常常抱怨自己的孩子刚买了一个玩具又想要新的，其实，一个好的玩具应该让孩子乐意玩，有兴致玩，能举一反三地玩。不仅可满足孩子好奇、好动、好学的特点，更能促进儿童脑细胞发展中的"质量"飞跃。购买玩具时，应考虑该玩具对孩子学习、探究的欲望和好奇心的正确引导。根据不同年龄儿童的注意力特征来选择玩具，若使孩子总停留在1～2项功能的游戏，孩子易产生厌倦心理对玩具的乐趣也没有耐久性。

（4）趣味性多

玩具的颜色、造型、功能是吸引孩子的重要因素，如构造不同、功能不同的汽车，颜色鲜艳，造型也很优雅，不但容易让孩子爱不释手，还能培养孩子的动手搭建能力。

特 别 提 示

重视益智图书的作用

开发智力要根据孩子的年龄由浅入深地逐渐实施，选择益智书籍也是如此。尤其是2~3岁的幼儿，其所选的书籍内容不能太深，要注重图文并茂，最好图片要多一点，能吸引人。父母购买益智书籍时，必须考虑孩子的自身能力。

（1）书的画面大，能让孩子看清楚画的内容。

（2）色彩鲜艳，容易吸引孩子的注意力。

（3）每一页上文字少，容易记住。

（4）画面内容应是小动物、花草树木、虫、鱼等事物，以激发孩子的兴趣。

（5）童话故事里面包含着许多知识，符合孩子的心理发展。可让孩子数数画面的小动物，认识天上飞的小鸟，知道动物与动物间不同或相同等。

（6）讲完故事后，再告诉孩子一些浅显的道理和知识，一举三得。